# 更好
# 更年期

陈 蓉　许秀华 － 著

中信出版集团│北京

图书在版编目（CIP）数据

更好更年期/陈蓉，许秀华著 .—北京：中信出
版社，2022.1（2025.5重印）
　　ISBN 978-7-5217-3676-2

　　I.①更… II.①陈… ②许… III.①女性－更年期
－保健　IV.① R711.75

　　中国版本图书馆 CIP 数据核字（2021）第 213882 号

更好更年期
著者：　　陈蓉　许秀华
出版发行：中信出版集团股份有限公司
　　　　　（北京市朝阳区东三环北路 27 号嘉铭中心　邮编　100020）
承印者：　河北鹏润印刷有限公司

开本：787mm×1092mm　1/16　　　印张：20.25　　字数：200 千字
版次：2022 年 1 月第 1 版　　　　印次：2025 年 5 月第 14 次印刷
书号：ISBN 978–7–5217–3676–2
定价：68.00 元

# 推荐序

20世纪70年代，我协助林巧稚大夫著文讲演关于女性更年期保健的问题，当时林大夫就把这一时期定名为"妇女的第二个青春"，真是睿智、深刻！

1989年，我翻译了美国著名影星简·方达的一本书，叫作 *Women to Age*，直译是《进入老年的妇女》，但我们把这本书名翻译为《青春永驻》。在这本书里，简·方达讲了更年期的一些生理问题和应该注意的事情，虽然她不是医生，但是讲得很到位、亲切；后半部分，她作为一个健美专家阐述了关于体育锻炼的一些问题并配合图解，内容精彩。所以，之后我们写更年期的科学普及读物时，就一直认为应该把这一时期当作女性的第二青春。正像生命的一个环，我们进入一个新的高度，那是一个新的山峰，那是值得我们愉悦的事情，而不是太息时间的流逝和人的衰老。

我很赞同陈蓉、许秀华两位作者在自序和全书的字里行间透露出来的对女性更年期的深刻认识，以及对这一时期女性的亲切关爱，她们的观点和内容都是值得称道的。

首先，更年期或者按照现在的叫法"围绝经期"，是女性一生中不可"通融"的一个阶段，她们必将经历和面对这一时期出现的一些生理反应，或者是出现的一些问题。这些问题几乎不可避免，或急或缓、或轻或重、或长或短，正像我们行走在长路上，遇到拐弯处是必然的。因此，人们必须有这种思想准备，我们甚至认为在更年期出现的一些问题是生理问题。诚然，如果症状比较重，就应把它当成一种症候，加以认真对待。

　　其次，这一时期确实也是"多事之秋"，而女性的生殖器官，此时也可以被认为是"是非之地"。她们可能遭遇炎症、肿瘤或其他，包括各种生理的、病理的，以及心理的、身体的状况，认真对待当然是必要的。有些情况是要靠自己理智对待，有些情况当然需要医生的帮助，包括精神心理的咨询与指导，也包括药物的补充，甚至还有其他措施。我们常用的绝经药物治疗，也是需要医生跟妇女共同配合的，我通常把它归结为"跟着感觉走"：一个感觉来自有更年期问题的妇女，如果得到药物治疗，那么这种感觉就是症状的消除或减轻，或者是有没有其他不适，比如乳房胀痛、子宫出血等；另一个感觉是医生的感觉，是通过检查、化验，注意乳腺、子宫、雌激素或其他内分泌物质的指标变化等。这两个感觉配合得当，是一个共同协作的步伐。

　　我们还特别重视这一时期女性生殖器官的肿瘤的发生，良性肿瘤或恶性肿瘤，比如子宫颈、子宫内膜的问题，卵巢的问题。所以，此期间的防癌检查也是非常重要的。

　　我们甚至认为，妇女整个的一生，包括更年期及其之后的定期妇科检查，应该是一个规则。每个人都应该把"医生叫我去检查"，变成"我要找医生检查"。这也是我们在所有的科普期刊里所强调的。

我很高兴有机会提前阅读了这本书稿，觉得作者的观念非常好。她们甚至把这一时期的妇女叫闺密，那是以姐妹的姿态和大家谈心，交流问题所在和解决问题的方法。大家信任她们、理解她们，并与她们合作。我希望，通过这本书的帮助，每个女性都能够很好地、愉快地度过更年期，并解决所遇到的问题。如是，女性真正地迎来和度过她们的第二个青春！

谢谢作者们！祝各位妇女同胞健康快乐！

是为序。

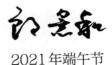

2021年端午节

## 郎景和院士简介

中国工程院院士，北京协和医院妇产科名誉主任、教授、博士生导师。

中国医师协会妇产科分会会长，《中华妇产科杂志》总编辑，世界华人妇产科医师协会会长。欧亚科学院院士，美国妇产科学院（ACOG）荣誉院士，英国皇家妇产科学院（RCOG）荣誉院士，法国国家妇产科学院（CNGOF）荣誉院士等。

从事妇产科医疗、教学、科研50余年，临床经验丰富，技术全面。对子宫内膜异位症、卵巢癌、妇科内镜手术、子宫颈癌防治、女性盆底障碍性疾病的诊治及基础研究均有突出贡献。获国家科技进步奖等十余项奖励。是北京市劳动模范、全国五一劳动奖章获得者及全国高校教学名师等。

他还是著名的作家，撰写了大量的科普著述，以及人文作品，其中"一个医生"医学人文系列丛书已出版14部。

# 自序 1　作为医生，我的三个职业感悟

"你做医生都有哪些感悟？"这是我的儿子在家里经常问我的问题。

1997年我从中国协和医科大学（现北京协和医学院，以下简称为协和医大）博士毕业。此后，在北京协和医院妇产科从事临床医疗工作至今。医生这个职业已经在我身上打下了深深的烙印。

从医20多年，我最大的感悟有三个。

第一个感悟：医学不是万能的，但医生可以帮助患者。

生老病死是自然规律，不可避免。医生在和衰老、死亡的对抗中，并不保证每一场战斗都能打赢。但是医生可以帮助患者，让有限的生命活得有质量、有尊严。

例如，很多女性内心忌讳衰老，面对更年期更是心情复杂。实际上，更年期作为从中年到老年的过渡，既是女性身体的动荡期，也是机遇期。如果借鉴慢性疾病管理模式进行长程的健康管理，减少诸多老年退化性疾病的发生，不仅可以帮助女性顺利度过更年期，还能有效地提升女性人生后半程的生命质量。

第二个感悟：临床诊疗，不仅是治病，更是医生和患者之间展开的人与人的交流。

医生要为患者提供强大的心理支持，帮助患者树立战胜疾病的信心。当医生用自己的真心和患者交流时，患者也会用自己的真心助力医生的职业成长。

医生要在理智和情感之间建立平衡，既要尽可能地靠近患者并理解患者的心理，也要保持一定的心理距离，以便不受患者情绪以及自身情感干扰，客观理性地做出判断，为患者做出最优治疗选择。

2003年，结束了6年的妇产科基本培训后，我选择妇科内分泌作为自己的职业方向，放弃最初心仪的妇科肿瘤专业。这一改变的背后有一个隐秘的原因。面对疾病困苦、生离死别，我在情感上过于自我代入，乃至心力交瘁。诊室病房中，我要面带微笑保持职业性的克制；然而寂静无人处，想到一个鲜活的生命就要消逝，我经常泪眼滂沱。

在妇科内分泌诊室，我耐心聆听患者的倾诉。最开始，我听到的是一个个的病例和错综复杂的症状，后来，我看到的是一个个病人和一段段女性人生。病人们就像大姐姐一样，逐渐地将我从深度困扰我的性格弱点中一点点地解脱出来。

我逐步意识到，如果说女性的一生是一场盛大的传奇，那么这场传奇的总导演正是女性的内分泌系统。

第三个感悟：临床诊疗，从来都和社会发展以及社会大环境密切相关。

社会上对一些疾病存在误解和偏见。医生要担起相应的社会责任，到公众中去，进行深入浅出的科普，纠正社会偏见，帮助病人卸掉强加在精神上的无形压力，为患者康复营造良好的外部环境。

过去几千年中，社会经济发展水平低下，贫困、战乱和肆虐的疾病导致人口平均寿命低，绝大部分女性不能顺利活到老年。而现在是和平时期，粮食充足，生活安定，在现代医学的护佑下，中国女性的平均寿命接近80岁。更年期问题于是成为困扰女性，甚至困扰全社会的大问题。

更年期综合征作为一种典型的身心疾病，其治疗不仅需要女性患者自身积极配合，也需要家人、朋友和全社会的支持。现实生活中，对更年期的污名化，往往阻碍了女性的就医求助之路。比如否认更年期症状是一种客观存在，认为女性就是胡"作"；比如对更年期女性的精神歧视；比如物化女性，过于强调年轻、貌美、苗条，导致女性过度整容、乱服保健品，反而损害了女性的健康……

作为一名妇科内分泌医生，我有责任帮助女性朋友们了解自己的身体，正视随着年龄增长身体发生的变化，同时以科学、理性的态度，坚定地带领女性朋友们走出更年期带来的身体困境和社会困境。

以上种种，让我感觉到，非常有必要写一本更年期医学科普书。

更年期作为女性漫长人生旅途中的必经之路，是一段特殊的生命历程。多年来，我在历次公众科普教育中一直强调："更年不是病，更年要防病。"

更年期的女性身体可谓进入"多事之秋"，开始频繁出状况。

这些状况可能是雌激素波动性下降导致的各种不适，即更年期综合征。同时也可能出现器质性疾病，如乳腺癌、子宫内膜癌等恶性肿瘤。许多老年退化性疾病可能也在悄无声息地发生、发展，比如骨质疏松症、心脑血管疾病等。坚持科学有效的更年期健康管理，则有可能将上述疾病扑灭在星星之火阶段，阻遏其发展成燎原之势。

每年全国都有大量的女性进入更年期，她们的身心在遭受磨难，但能到北京协和医院妇科内分泌与生殖中心（后文称北京协和医院妇科内分泌门诊）看病的女性毕竟是少数。我希望用这本书安慰她们，告诉她们："更年期，别慌别怕！更年期过好，未来会更好！"

我想创作一本更年期医学科普书的另一个原因在于，我本人也到了知天命之年，处于最典型的更年期年龄段。过去，为了更好地理解更年期女性的心境，我一直在努力靠近她们。而今天，我成了她们中的一员，对于更年期女性的诊疗，此时的我也有了不一样的感悟。我由衷地把每一位病人当作久别重逢的闺密，继续共同探寻现代社会中女性的生命意义。

由于医学发展迅猛，加之本人的学识和经验所限，书中难免存在一些不妥之处，望广大读者及同道不吝赐教，欢迎发送邮件至chenrongpumch@sina.com。诚挚感谢！

# 自序 2  作为科普作家，来自本书的感悟

有幸与陈蓉教授合作本书，打开了大学时代同窗苦读的回忆，也打开了童年的记忆。

我小的时候，家里有一书柜的专业医学书籍。因为我的父亲是一名影像科医生。

我的哥哥们时常打开一本医学专著中的 X 光片页，以嶙峋的人体骨骼震慑哭闹不止的我。对这一书柜的书籍，我一直避之唯恐不及。因为骨骼暴露的 X 光片让我想起了鬼魂，我害怕。

医学要面对疾病和死亡，这会使人恐惧。医学也让人远离疾病和死亡，这让人振奋。

一本医学科普书，应该长啥样？

一本医学科普书，应是朋友，示以读者亲切的面容。它细致体贴、不卑不亢，将有关我们身体的故事娓娓道来，诉说身体正常生理下和病理下的变化，以及拯救挽回之道。

它唤起读者对自身健康的重视，带给读者真实的希望。当真实的希望不存在时，它引导读者接受现实，尽可能地调整身体和心

灵的舒适度。

它不是让你焦虑，而是让你从焦虑中平复。

医学面对的是人的生老病死。不管健康还是患病，每个鲜活的生命都有生命的尊严。调侃疾病和病人只能满足人们浅层的猎奇心理，而深入浅出地讲解好医学知识，才能满足人们内心深层的根本需求。

我心目中的医学科普书，柔软、温暖、坚定。

柔软，它正视疾苦，医其身。

温暖，它抚触心灵，慰其心。

坚定，它紧紧挽着病人的手，带其走出困境，重塑人生。

许多华

# 医学名词英文缩写对照表 [①]

AMH　　抗米勒管激素

E2　　　雌二醇

E3　　　雌三醇

ER　　　雌激素受体

FSH　　卵泡刺激素

GI　　　血糖指数

GL　　　食物血糖负荷

Gn　　　促性腺激素

GnRH　促性腺激素释放激素

HER2　人表皮生长因子受体-2

HPV　　人乳头瘤病毒

LH　　　黄体生成素

PG　　　前列腺素

PR　　　孕激素受体

PRL　　催乳素

---

[①] 书中涉及的医学名词，首次出现时以中文＋英文简称括注的形式呈现，之后再出现时，统一只以英文简称形式呈现。正如作者在第99页所说："最好和每种激素后面的英文缩写混个脸熟，因为它们有时会出现在您的化验单上。"若在阅读过程中有所疑惑，请翻至此页查询确认。——编者注

# 目　录

## 上篇　我知你身痛，我知你心忧

## 下篇　我愿如闺密，相依更年期

# 上篇

## 我知你身痛，我知你心忧

更年期是一件很不好的事情吗？乃至耻于承认。

更年期来了，我就老了吗？

夫妻生活怎么办？

不适症状接二连三，恐慌担忧自己得了大病。

我很有修养，也会情绪失控？

要去看医生吗？还是忍忍就过去了？

症状很重，可辗转各科，医生都说我没事。

内心很焦虑，情绪很低落。

大家都觉得我有点"作"，可是谁肯听我诉说？

……

# 第一章

## 更年期，演化送来的礼物

水滴石穿，文化的力量是潜移默化的。更年期本是个中性的医学名词，却在社会文化语境中被强行披上了一袭有损女性尊严的罩袍。更年期，在年轻女性眼里意味着衰老，当事女性则要忍受身心不适，在其他人心中往往是"不可理喻"的代名词。

为什么人类的女性要经历更年期？这好像是特意在中年和老年之间设下的重点强调。

因为，更年期是生命演化对女性的慷慨馈赠。女性不应为"我正在更年期"而感到不好意思，更不应该为此感到羞耻。

## 人类外祖母的重要性

在全世界的哺乳动物中，只有雌虎鲸、雌短肢领航鲸以及人类的女性，被科学家确认会经历更年期。黑猩猩、大猩猩和倭黑猩猩，其卵巢衰退速度与人类相仿，但有无更年期尚无定论。这些人类的近亲们，生存条件艰苦，年幼夭折和青壮年死亡率高，大多数雌性无缘老年。此外，它们语言功能有限，即使有不适，也表述不出来，无法被人类科学家察觉。

更年期月经停止让女性失去了生育能力，失去了做妈妈的机会。但从另一个角度来看，则是解除了女性孕育胎儿的辛苦，让女性完成了从妈妈到外祖母的角色转换。人类的外祖母失去了生育能力，但承担起了帮助年轻妈妈抚育幼童的重任。

人类的婴儿太难养了。从古猿进化到智人的历程中，随着智力的不断进阶，人类的脑量不断增加，头部越来越大，人类婴儿的头部所占身体比例也比其他哺乳动物的都大。为了让大脑袋婴儿顺利通过产道平安降生，趁着头部还没长到产道不可接受，就得让婴儿呱呱坠地。从这个意义上看，人类婴儿都是早产儿。要不然小猫小狗出生就会走路，人类的孩子为何要到一岁左右才会独立行走？柔弱的小婴儿把妈妈的时间和精力都占用了。妈妈也要生存，怎么办？外祖母友情赞助时间、精力、体力。外祖母的长寿是妈妈和婴儿的最大福利，极大地提升了人类婴幼儿的存活率。所以，在人类学上，有人提出"外祖母是人类核心竞争力"。

祖母就不重要吗？当然重要。在多子女的家庭中，祖母也是外祖母，外祖母也要兼职当祖母。所以，本书所说的外祖母＝祖母＋外祖母。

日复一日的育儿岁月里，外祖母要向孙辈们传授生活技能。在文字尚未发明出来的史前，人类的智识通过家族中一位位长寿的老外婆在白天的野外以及在夜晚的篝火旁向孙辈口口传递。于是，每位人类祖先都得以站在外祖母的肩膀上不断探索自然界。个体的智慧在时间轴线上逐渐汇聚成一条条溪流，一条条溪流汇聚成江河湖海，人类的智慧库得以逐步形成并加以完善。

而同样聪慧的小猫咪，却一代代只能站在妈妈的肩膀上探索世界。猫前辈们的有益探索只能作为个体的体验，最终随着个体的死亡消逝在岁月的清风中。

在原始部落的狩猎采集生活中，尽管男女两性寿命都很短，但仍有一部分女性有幸度过更年期，迎来老年生活，在子孙环绕中因被需要而精神焕发。

史前的漫长岁月，是男性的艰难时刻。从小到大，男性更容易受到意外伤害。男性狩猎时要同野兽搏斗，即使是草食动物，在搏命时蹄子踢、身体撞，也会爆发出巨大的杀伤力。部落内同性之间的生育竞争往往比狩猎更加危险。成王败寇，失败者多数情况下要么离开部落孤独地生活，要么留下来在极低的社会尊重度下生活，不管哪种，长寿都是奢望。实际上，男性在40~70岁也会经历雄激素水平下降导致的临床症候群，有人称之为男性更年期。处于更年期的男性，也会有情绪波动，某些个体甚至很激烈。但整体上来说，男性的更年期表现较女性更为平缓。自然选择对男性很温柔，仍然或多或少地保留了男性的生育能力。

更年期的存在有内在的合理性。更年期是演化送给女性的礼物，只不过这份礼物让女性接受起来不够舒适。进化生物学有种观点：身体上的适度小毛病有助于获取他人的关注关爱，强化与他人的亲密关系。这是否能解释女性更年期出现的身体不适？尚未有明确答案。不妨将女性更年期的各种不适看作一种善意的提醒，让每位女性在为人女、为人妻、为人母的同时，审视自己的身体，关心自己，找回自我，重新发现自己。

## 亲历者曰

我几乎每天下午 3 点后都要发脾气，下属们都躲着我。为避免不必要的冲突，每天下午 3 点后我尽量安排独处。然而心情烦躁，无法排解。于是我开始写格律诗，整整写了 300 首，也算更年期的意外收获。

——女友 1，央企中层管理者

累，我就想躺着。胸闷，感觉肺里有东西，但咳不出来。我一直怀疑自己患了肺癌，但不敢去医院，怕听到确诊。我鼓起勇气参加单位体检，发现身体啥问题都没有。

家里人说我装病、发癔症，可是我身体的不舒服，是实打实存在的。后来我想通了，别人的意见不重要，关键是自己要重视自己的感受。

——女友2，出版社编辑

同事们说，当时我就像变了一个人，好人变恶人，"大变活人"。可我当时对此没感觉，好在大家说我现在又变回来了。

——女友3，公司职员

我头发白了好多，一开始还染发，假装年轻。后来我想开了，不染发了。单位的博士生望着我的白发说："Y老师，你就这样自暴自弃了？"我自己都接受了白发，他们有啥理由不接受？半百也有半百的活法，白发也有白发的韵味。

——女友4，事业单位研究员

我突然感觉原来驾轻就熟的工作特别难，坐在办公室脑子不转，特别有挫败感。男领导不体谅，整天批评我。我得了甲亢，发作过心绞痛。后来突然想明白了，放下执着，活着最重要。我把职务和工作都交给年轻人，每天走一万步，不舒服就歇着，忍不了就看医生。医学介入后，我的身体反而比以前好多了。

——女友5，公务员

我受不了黑衣服蓝衣服了，开始喜欢粉色，花衣服。谁说我更年期，我怼谁。我更年期怎么了，碍着你们什么事了？心情不爽就发泄，身体不舒服就锻炼，实在不舒服就看医生。

——女友6，大学教师

## 闺密心得

以上几位女性在更年期阶段都受到了不同症状不同程度的困扰，但是她们豁达开朗，从容淡定，将更年期活出了不一样的风采。

更年期是女性从中年步入老年的过渡期，和月经初潮、怀孕一样，是女性经历的正常生理过程。不管你欢迎还是拒绝，它都会不疾不徐款步而来。现代医学没有办法取消女性的更年期，也没有必要取消女性的更年期，因为更年期是通向长寿的门槛。平稳顺利迈过去的女性，大概率会拥有健康、优雅、长寿的晚年。

有些女性朋友拒绝承认更年期的到来，似乎承认自己"更"了，就是承认自己老了。其实，您拒绝的不是更年期，而是衰老。又或许您拒绝的也不是衰老，而是与衰老伴随而来的皮肤、体态、容貌等女性魅力的衰减。您内心是否有这样的隐忧：我是不是依旧迷人？夫妻能否继续恩爱？

年龄和是否进入更年期是个人隐私，在外对旁人，女性朋友当然有权利否认，但是必须对自己说真话，必须对自己诚实。只有正视更年期的存在，才有望解决更年期带来的问题。

　　更年期，女性身体太容易出状况了。常见的更年期症状就有十余种，不常见的症状甚至有上百种。按发生概率，排在前五位的更年期症状依次是乏力、骨关节肌肉痛、易激惹、睡眠障碍及潮热出汗。除此之外，更年期还常见头晕、头痛、眼干、耳鸣、莫名其妙地过敏、胸闷心悸、消化道不适、腹胀、皮肤出现蚁行感等症状。情绪障碍则包括焦虑、抑郁，甚至可能因此而自杀。每个人的症状严重程度不同，可以轻微到一点症状都没有，也可以严重到叫救护车。

　　健康是美丽的基础。突然出现的潮热出汗，瞬间消解精致的妆容；高发的过敏，让人只能素面朝天；失眠、乏力以及时不时的骨关节肌肉痛，让人困顿萎靡；尿频、尿急、尿失禁，让人难以保持从容淡定……如果女性朋友采取鸵鸟政策假装自己"没更"，对身体发生的变化放任不管，最终将事与愿违。

　　女性应重视更年期的健康管理，主动自我调适，保持乐观开朗的心态，调整生活方式，进行合理的运动，均衡饮食，并适度开展有益的社交，同时适度寻求医生的专业帮助，可以最大限度地缓解更年期的各种症状，同时降低骨质疏松、心血管疾病以及绝经期生殖泌尿综合征等老年性退化疾病的发生概率。拥有健康的身体，才可以不用担心骨骼、心血管系统和免疫系统的承受能力，继而不用太多顾虑地开展体育锻炼、美容美体。

法国作家罗曼·罗兰在其名著《米开朗琪罗传》中写道："世界上只有一种英雄主义，就是认清了生活的真相后还依然热爱它。"女性朋友应学习这种英雄主义，在看清更年期的现实后，勇敢地直面更年期，依然努力追求健康和美丽，做一个有勇有识的现代女性。

## 围观者云

我在公司开会，婆婆打来电话，开口就是抱怨我先生如何如何，都是鸡毛蒜皮的小事。我先生做事是不大周全，但我敢打赌绝对是孝顺亲娘的。婆婆就是想在我家当权威家长，可我们都是成年人了，有自己的生活，不愿意老人们事事给我们下指示，也不愿意每条指示都无条件服从。婆婆不是亲妈，我必须百般克制，否则又不知道多出多少是非。她非逼着我站队，让我谴责我先生。我不表态，她就哭。我说在开会，她不许我挂电话。我不得已挂掉，接着电话又打来了，然后全会议室的人都听到我婆婆愤怒的咆哮。

——婆婆更年期，控制欲更强了

我青春期，我妈妈更年期，我妈妈就像变了一个人似的，一旦认定一件事情就特别执着。我感觉，青春期有点斗不过更年期。为了让我不缺钙，我妈妈执着地让我喝牛奶。早上上学我要喝一盒，中午在学校吃饭她要找老师监督我喝一盒，晚上睡觉前她还逼我喝一盒，把我当小婴儿。我要是不喝，我妈妈就使劲儿地唠叨加生气，和我能磨叽半个多小时。我都15岁了，喝不喝牛奶这事儿还不能做主。

——青春期礼让更年期

妻子总是喊累。过去很勤快的人，现在突然变懒了。身上不是这里不舒服，就是那里疼。人变得自卑、敏感，做事不自信，缩手缩脚。她是不是更年期了？怎么没有传说中排山倒海的气势？

——老婆"更"得很迷惑

我老婆要去孩子学校找老师讲道理，我怎么都拦不住。事情非常小，起因是老师对孩子说，书包太旧了。她认为老师嫌贫爱富，还上纲上线地深入论证出"长此以往孩子会产生错误的金钱观和扭曲的价值观"这一结论。事态如此严重，乃至她必须侠肝义胆、义不容辞、挺身而出，去亲自扭转不良风气。我和她说，你可能更年期了。她信誓旦旦地否认，说自己百分百健康，一点儿症状都没有。她整天抱怨的腰酸背痛、时不时出现的失眠，还有头晕耳鸣……都不承认了。前几天她还和快递员大吵一架，其实就是快递员的车子停在道边，挡了她的路，小事一桩，她非要投诉快递小哥。幸好，她后来冷静下来了，孩子老师和快递员都逃过一劫。

——老婆大人到底"更"没"更"

## 闺密心得

女性到了更年期，情绪与行为一定会很"出格"？

答案是"不一定"。

可能在大家的直觉中，更年期女性就是暴躁易怒易激惹的形象。但其实更年期女性的情绪变化很具有"生物多样性"。有人易激惹，总是要吵架，有人抑郁，变得沉闷冷漠，也有人反而情绪更加平和。一部分女性更加善解人意，和蔼可亲。年龄的增长没有消磨其个性魅力，阅历的累积更添了成熟的魅力。

更年期女性暴躁易怒易激惹的形象之所以深入人心，是因为这种情绪最容易影响周围人，也最易被察觉，因此最受关注，影视作品和文学作品也最易以此来刻画更年期女性的形象。

这里也先从"易激惹"谈起。

一部分更年期女性情绪容易处于"易激惹"的状态，被小事情引发与之不匹配的较大情绪反应。

情绪发作时，往往脱离了理性掌控。女性这时会感觉自己像个提线木偶一样，被一根看不见的线绳控制着，身不由己，没法踩刹车让暴怒的情绪停下来。对自己的情绪失去管理能力后，女性往往有很无助的失控感。这种失控非常普遍，和当事女性的学识、修养、性格关系不大，甚至与平时给人的印象大为迥异。平时修养再好的女性到了更年期，也可能会容易激动，容易发火，没法中途停下来。这种情绪反应还有个共同的特点，那就是事后往往会后悔，甚至会想"我怎么成了自己最讨厌的那种人"。

易激惹发作时的激烈程度、语言和行为风格，不同的女性有不同的表现，但都会给自己带来困扰，给周围人带来叨扰。

这种易激惹不能预测，不能消除，但我们可以降低其伤害度。以下是我的几个小建议：

**少吵**。承认自己的情绪有时会失控这个事实，并在心里设定预警机制。在情绪激昂的时候，及时自我察觉，立即掐灭。和为贵，难得糊涂。

**小吵**。如果情绪仍旧失控，也别硬憋着，脾气该发就发。但是注意控制发作的激烈程度。小吵怡情，大吵伤身伤感情。实在憋不住要吵时，可以默数10个数，同时深呼吸，经过这10秒的缓和，或许就不那么生气了，可以将大吵变成小吵。

**吵出风格**。对事不对人，尽量不侮辱打击对方的人格、自尊。有听有说，自己说的同时，也注意听听对方的想法。

**吵出水平**。多读书，多看报，吵架时尽量多说成语佳句，多引经据典，逻辑清晰，有理有据，加强自身语言的美感和韵律感，发展"吵架美学"和"吵架逻辑学"。避免用少数几个干巴枯燥的词语车轱辘一样唠唠叨叨轮番轰炸，导致对方肝火上升，真的较劲。在不得不吵的时候，尽可能将吵架转变为一场参与者和旁观者都身心愉悦的思维和语言运动，彻底实现无害化吵架。

以上只是战术层面的应对建议。

在更年期阶段建立和维护和谐的人际关系，需要有战略眼光，对人际关系进行重新审定。更年期人际冲突的重灾区首当其冲是家庭内部，其次是在亲朋密友之间。冲突的根本原因在于人和人之间的权利、义务界限不清晰，一些人习惯了到他人的领地范围内宣示自己的权利，继而引发一场个人权利的入侵与防卫的拉锯战。

应对之策是重新界定人和人之间的距离，知道自己不是万能的，相信他人有能力处理好自己的事情，该放手时就放手。

夫妻之间，彼此给对方留一定的自由空间，允许对方在一定范围内自行其是，甚至内心有一点儿小秘密。自由才会产生尊严，尊严才会产生眷恋。

对于成年子女，父母已经完成了应尽的抚养责任和义务，可以"大撒把"，给予他们完全的自由。他们已经长大了，有权利自主选择职业，选择自己喜爱的生活方式。人遇到病痛才会想起医生，同样的，他们不跌几个跟头，怎么会珍惜父母呵护时的平坦路面？风物长宜放眼量，人生路必须自己走。为了让他们更好地适应社会，父母有时要学会狠心地置之不理。

对未成年子女给予一定的个人空间。面对升学压力，要持有平和的态度和切合实际的期望，不要给自己、给孩子制定无论如何努力都够不着的宏大目标，钻牛角尖。在未来的社会中，每个孩子都会有一个最合适的生态位，每个孩子也都有自己的生命价值。家长的任务是发现之，发扬之。

对年迈的父母，孝以顺为先。七八十岁乃至 90 岁以上的老年人，从思维方式到日常起居，已然形成牢不可破的习惯。看不惯也要接受，不要强求改变，凭空制造冲突。顺势而为，不执着，不纠结，哄着他们高兴。心情好有利于延年益寿。

这些建议最好由夫妻双方共同实施，互相监督。毕竟，在 40~70 岁，男性也会有类似女性更年期的人生过渡期，也会表现出情绪症状，如唠叨、较真、刻薄、小题大做、纠缠不休等。清官难断家务事，一个巴掌拍不响，因此双管齐下，疗效最好。

抑郁是更年期更为普遍的情绪改变。与激烈的向外进攻的易激惹不同，抑郁是一种心灵的自噬，折磨的是女性自己。过去感兴趣的，现在不感兴趣了，日常生活对她来说，突然变得毫无吸引力。自我价值感也降低，觉得活着没有意思。焦虑易激惹类型的更年期女性的不适容易被察觉，抑郁则很容易被周围人忽视。一个人严重抑郁时，甚至会轻生。作为家人、朋友或者同事，如果您身边有那么一个"她"正好处于这个阶段，如果您发现她不像以前那么"积极""阳光"了，请不要忽视她，一定要多给她一些关爱。

## 知己知彼，未雨绸缪

"我心胸开阔，性情开朗，通情达理，大大咧咧，我的更年期肯定没问题。你们说的更年期，都是别人的故事。"有这样的自信很好，说明当更年期症状出现时，您已经具备了克服它的心理准备。但还真不一定性格外向的就没有更年期的情绪问题。

更年期症状是真实的客观存在，既不是女性装出来的，也不是女性"作"出来的。近80%的女性会在更年期出现不同程度的症状。

更年期综合征是有着特定的病理机制的典型身心疾病。更年期阶段，卵巢的功能自然衰退，分泌的性激素水平波动性下降，引发女性全身各主要系统出现一系列的症状。客观的身体症状会引发女性精神层面的改变，精神的变化反过来又影响身体症状。这些身体症状和精神症状共同构成了更年期综合征。

大约一半女性的更年期症状为轻度，可以通过自己调整顺利度过。还有一半女性不够幸运，更年期症状达到中重度，仅靠自我调适已不能缓解，必须寻求医学帮助。所幸，现代医学能够提供可靠的医疗方案。

更年期还会引发一些疾病，比较常见的有反复发作性尿路感染、骨质疏松症、心脑血管疾病等。这些疾病不会随着更年期的结束而自动终止。一旦发生上述疾病，则必须进行医学治疗。

平安健康地度过更年期，需要知己知彼。知己，是对自己的身体情况、精神情况了如指掌。知彼，则是要提早了解更年期知识，未雨绸缪，做好更年期预案。

更年期症状犹如温水煮青蛙，前期悄无声息地一点点累积，等到本人明显地感觉到身体状况和以前不一样，行为举止与情绪状态也和以前不一样时，说明症状已经发生、发展一段时间了。

风起于青蘋之末。更年期早期释放出来的各种症状信号极为微弱，而防微杜渐需要明察秋毫的洞察力。这就需要女性对自己的身体和情绪进行耐心细致的长期观察，需要女性更多地关注自己、爱护自己。

## 回归自我，重塑自己

"我哪里有时间和精力关注自己，家里和单位都有一大堆事情，按下葫芦浮起瓢，哪件事没我都不行。"相信这是很多女性的真实感受。女性要把关注焦点拉回自己身上，这很不容易，有时最大的障碍就是女性自身。

传统意义上，女性是家庭中的照护者。她们小的时候照护弟妹，结婚之后照护丈夫，生育之后照护子女，中年时还要照护夫妻双方年迈的父母。职场上，她们往往还要独当一面。她们习惯了照顾他人，却常常忘了自己，也容易高估自己的作用，低估他人的自理能力和生活能力，乃至分身乏术，无暇顾及自己的身体。正因为您对家人、朋友、同事如此不可或缺，所以更要保重自己，做好更年期的健康管理。

更年期对女性是个坎儿。家中上有老，下有小：父母高龄，生活自理能力减弱，甚至重病缠身、离不开人；孩子青春期或者刚上大学、刚工作，面临选专业、选职业、谈恋爱等重要抉择，容易导致亲子意见不合，冲突增加。职场上，容易面临"不上不下"的困境，正好卡在"顶梁柱"的位置上，却没有"顶梁柱"的薪酬待遇和匹配职位。无论在家里，还是在职场上，她们或许都有很强的失落感、失控感。然而越是失落失控，越是想掌控；越想把一切都抓在手里，往往越什么都得不到。

更年期要戒烟限酒，更要戒掉控制欲。父母、子女、丈夫，他们各有各的想法，各有各的活法，不管你理解与否，都应表示尊重，随他们去。你会发现，当你适度放手，或者干脆"大撒把"时，他们反而会从过去的躲避你转为靠近你，因为他们不必再担心对你亲密，会损害自己的自主权。

比他们如何想、如何活更重要的，是你自己如何想、如何活，是否能够按照自己的想法生活，而不受他们限制和干涉。

遥想一下豆蔻年华时的美好憧憬，你实现了多少，还有多少遗憾？余生，就要把心里的遗憾变为实现的满足。追忆往昔少女时光，找到久违的自我，你会发现，原来竟有那么多梦想在向我们招手。如果你小时候曾想当画家，那就尽情涂鸦；曾想歌唱，那就放声歌唱；曾想旅游，那就说走就走……想到这些，身边的大小是非，都可以放下了。

女性在更年期时的自我心态调适非常重要，其核心就是找回女性的自我。囿于社会角色、家庭角色，很多女性的自我定位只是员工、妻子、女儿、姐妹，而忘了在这些标签之下那个本来的自己，长期忽视了自我感受和自我需求。

充盈的自我价值感，将有助于滋养女性度过更年期以及之后悠长的老龄岁月，也有助于减少全社会对女性的"物化"，转而尊重女性的内在。

## 你既来之，我便安之

我已经老了。有一天，在一处公共场所的大厅里，有一个男人向我走来。他主动介绍自己，他对我说："我认识你，永远记得你。那时候，你还很年轻，人人都说你美，现在，我是特地来告诉你，对我来说，我觉得现在你比年轻的时候更美，那时你是年轻女人，与你那时的面貌相比，我更爱你现在备受摧残过的面容。"

——《情人》，玛格丽特·杜拉斯

（上海译文出版社，王道乾译）

这是法国女作家玛格丽特·杜拉斯的小说《情人》开篇部分的片段。

但杜拉斯只说对了一半。岁月之于容貌,并非总是摧残,有时也会是美丽的花纹,这一区别的关键在于我们的作为。女性应从有勇有识,进一步发展为有勇有识有行动。更年期的健康管理需要内外形成合力。内,在于女性自己的执行力。外,在于全社会的理解和支持。家人亲友给予的积极支持,可以很大程度上减缓甚至克服更年期综合征带来的身心不适和困扰。

现在,要全社会平和理性地接受女性更年期,尚有待时日。

**更年期的问题被有意无意地忽视。**很多人认为,更年期既然是人人都要经历的,那就不必理会,忍忍就过去了。有些人甚至否认更年期综合征的存在。殊不知,很多女性的更年期综合征真是忍不过去的,我在临床诊疗中,见过大量因更年期综合征而人生被完全重写的女性,她们的主诉中常有"生不如死"这样的词语,可见更年期对女性困扰之深。

**更年期这个名词被污名化。**受自身生理变化影响,女性在更年期往往身不由己,出现一些情绪化甚至极端的反应。这导致有些人一提起更年期,就在脑海中浮现一副歇斯底里的形象。更年期污名化,让女性的境遇雪上加霜。

**更年期相关问题的诊疗也存在很多误区。**从妇科内分泌的角度来说,业界已经对更年期的病理生理机制有了比较充分的了解,形成了一套行之有效的更年期综合健康管理方法和治疗方法,以雌激素补充为核心的绝经激素治疗是其中最有效的一种治疗方法。

但是，很多女性对绝经激素治疗存在很大误解，继而产生排斥心理，错失治疗良机和良方。

女性并非孤悬于社会之中，女性的内在成长终将回馈家庭和社会。故而，女性的内在成长需要全社会的支持，更年期女性尤其如此。更年期管理具有重大的社会意义和价值，一言以蔽之：健康一个女性，幸福一个家庭，和谐整个社会。

女性的一生脆弱又坚强，或十月怀胎忍受分娩剧痛，或不婚不育承受社会压力。在现代医学的助力下，更年期的女性经历短暂的脆弱后，要内求诸己，外推己及人，更加接纳、包容自己与他人。来自家人、亲友、同事以及陌生人的一丝丝朴素的善良相助，最终将构建起对更年期女性坚实的社会支持。

让我们一起努力，一起甩掉强加在更年期之上的那件有损女性尊严的罩袍，让女性焕发出原有的生命色彩。

如此，女性面对更年期才能自信地宣告：你既来之，我便安之。

# 第二章

## 更年期，人到中年的驿站

还记得大海的潮涨潮退吗？

涨潮时，海水奔涌而来，充盈着海岸线，海面逐渐归于平静。退潮时，海水逐渐消去，原本被淹没的小岛、礁石逐渐显现，水母、贝壳、虾蟹被遗落在海滩上。慢慢地，海滩归于平静。

女性的一生中，雌激素的涨落正如大海的浪潮。青春期就像涨潮，卵巢打开开关，雌激素分泌量增加，直至成年后发育成熟，雌激素水平就像平静的海面一样稳定下来。更年期就像退潮，随着卵巢的衰退，雌激素分泌量开始波动性下降，原先受到雌激素调节和保护的身体各器官系统，就像小岛、礁石、水母、贝壳、虾蟹一样，因雌激素的退潮，被突兀地搁置在海岸线上。于是，我们得以仔细地审视，运行了近50年的身体各项机能是否仍旧良好？如果把人生看作一段旅程，更年期恰如旅程中途的驿站。在这里，我们回头反思，听听其他女性的更年期经历，休整好身体，然后，抬头眺望，再次出发。

没有亲历过更年期的旁观者，很难理解其中女性身心要经历的磨砺。每位女性与更年期的相伴，都是一个不寻常的故事。

## 做道算术题

女性通常在50岁上下绝经，同时身体出现各种不适。如前所述，长期以来，我们有一个约定俗成的词来描述这件事，即"更年期"。

更年期侧重于症状，以女性感受到症状出现为起始点，以女性感受到症状消退为终点。从体内卵巢发生变化到身体其他器官系统受到影响，再到女性主观感受到症状，这是三个不同的方面。尤其是对最后一个方面的判断，受女性主观倾向影响较大。

更年期是否已开始？对更年期起点的判断非常不容易。有的人敏感，体内稍有变化，就能感受得到。有的人不敏感，体内都翻江倒海了，仍能泰然处之，觉得自己一切很好。更年期是否已结束？对更年期终点的判断同样很模糊。有的人敏感，总觉得自己身体不适，有的人则觉得身体已经恢复了正常。所以更年期是一个宽泛的概念，没有明确的起点和终点。

1994年，世界卫生组织推出了一个学术名词"围绝经期"，推荐用其取代"更年期"。由于将女性的绝经事件作为锚定点，围绝经期便有了可以明确判断的起点和终点。

围绝经期的终点被定义为女性人生中最后一次月经后的1年，即停经满12个月这一时间点。此时可以确认绝经。

对围绝经期起点的判断则远不如判断其终点这样简洁明快，需要对女性的月经周期时长进行长期持续的记录，并逐月进行比较。

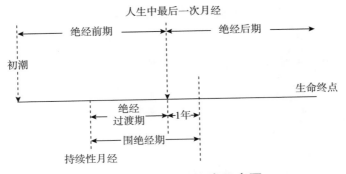

图2-1 绝经相关概念示意图

一个月经周期由经期和经间期两个时间段组成（见图2-2）。来月经的时间段为经期。这一轮经期结束后到下一个经期开始前的这段时间为经间期。每个月经周期的起点是经期第一天，其终点则是下一次经期开始的前一天。比如1月1日是您的月经第一天，1月5日月经结束，下一轮月经在1月27日开始。那么您的月经周期就是26天，其中经期5天，经间期21天。

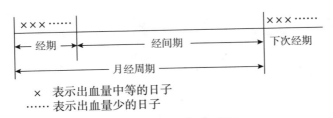

× 表示出血量中等的日子
…… 表示出血量少的日子

图2-2 月经周期示意图

衡量月经是否正常，有四项指标，如表2-1所示。若其中任何一项超出正常值，即为月经异常。

表2-1　衡量月经状况的四项指标[①]

| 指标 | 正常值 |
|---|---|
| 周期的规律性 | 每个月经周期应是相同或差不多的天数 |
| 周期的时长 | 月经周期在21~35天为正常 |
| 经期的时长 | 经期在3~7天为正常 |
| 经量 | 经血量在5~80ml为正常 |

如何确定围绝经期的开始？我们可以参考表2-2。

表2-2　确定围绝经期开始的标准

| 年龄 | 40岁以上女性<br>（这是围绝经期开始的正常年龄范围） |
|---|---|
| 本次月经周期天数减去上次月经周期天数，取其绝对值（这是一道算术题） | 结果若≥7，记作一次月经周期时长改变；<br>结果若<7，则视为月经周期时长仍保持规律性。 |
| 对每次月经周期天数进行连续记录（能记录多久就记录多久，保持记录连续性） | 寻找上一栏的计算结果中≥7的那两次月经，以这两次月经周期为原点，向前回溯10次月经，同时向后查看10次月经。如果在向前或者向后排查的10次月经中，至少再发现一对"结果≥7"的月经周期，那么可以认为，围绝经期开始了。 |

简单地说，40岁以上女性在10次月经中，相邻两次月经的周期时长相差≥7天的情况发生过2次以及2次以上，我们称之为持续性

---

① 这张表格中的标准源自现行的中国教科书，国际上最新指南中已经有所改变，比如月经周期长度的正常范围由原来的21~35天，改为了24~38天。——编者注

月经周期改变，即可认为，该女性已经进入围绝经期。如果10次月经内，只发生过1次结果≥7天的情况，由于不能排除这是由情绪、劳累等偶然因素导致的，所以还不能确定女性进入围绝经期。

来，做3道小测试，看看您会不会判断围绝经期。

**小测试1：**

赵女士28岁，最近10个月的月经周期依次是21天、34天、25天、28天、21天、35天、32天、27天、25天、24天。赵女士月经是否正常？她是否进入了围绝经期？

答案是月经不正常。相邻月经周期之间相差天数太多，周期不规律。在10个月内，相邻的月经周期天数相差≥7天的情况出现了4次，34-21=13，25-34=-9，21-28=-7，35-21=14，符合"持续性月经周期改变"。通俗地讲，这是月经紊乱。能否判断赵女士进入围绝经期？不能，因为年龄不符合，赵女士只有28岁。


**小测试2：**

钱女士49岁，最近10个月的月经周期依次是21天、25天、33天、30天、28天、26天、28天、25天、22天、21天。钱女士月经是否正常？她是否进入了围绝经期？

答案是月经正常。虽然钱女士相邻的月经周期相差天数出现过一次超过7天的情况（33-25=8），但后续未再重复发生，因此可以认为钱女士的月经周期正常。钱女士进入围绝经期了吗？虽然她已经49岁，但月经只是偶尔发生了一次改变，还没有发生持续性改变，因此她还没有进入围绝经期。

**小测试3：**

孙女士46岁，最近10个月的月经周期依次是21天、22天、30天、35天、27天、30天、36天、26天、29天、30天。孙女士月经是否正常？她是否进入了围绝经期？

答案是月经不正常。10个月的月经周期内出现了3次相邻月经周期时长相差7天以上的情况，分别是30-22=8，27-35=-8，26-36=-10，符合月经周期持续性改变的标准。孙女士进入围绝经期了吗？是的。她年龄符合，月经周期时长改变情况也符合。

## 新旧有侧重

女性朋友们去看病，该问"大夫，我是不是更年期了"，还是该问"大夫，我是不是围绝经期了"？

启用围绝经期概念，是为了更好地体现卵巢功能衰退，便于医生开展临床科研工作，我们可以理解为，围绝经期这个新概念意在"主内"。

使用更年期概念，则主要从症状入手，更年期这个旧提法意在"主外"，更亲民、更接地气。

作为患者，您想用哪个名词就用哪个，换汤不换药，反正您寻求医生帮助的目的，都是解决同一生命阶段的同一问题。

按照围绝经期这个新概念，以人生最后一次月经为分割点，围绝经期被细分为绝经过渡期和绝经后1年。绝经过渡期，指的是

40岁以上女性开始出现符合上一节所述指标的持续性月经周期改变到人生最后一次月经之间的这段时间。绝经后1年，即人生最后一次月经之后的12个月。

如果以月经为标志，则女性的一生可以被划分为：童年，其特点是没有月经；绝经前期，其特点是有月经，起点是月经初潮，终点是人生最后一次月经，包括青春期、育龄期和绝经过渡期；绝经后期，从人生最后一次月经一直到生命终点。而围绝经期由绝经前期的最后几年和绝经后期的第一年组成，绝经过渡期就是绝经前期的最后几年。

大家发现没？围绝经期虽然有了可以明确判断的起点和终点，但是否绝经，需要经历长达12个月的考察期才能最终确认。12个月内一直没再来月经，才可判断12个月前的月经是人生最后一次月经，否则只是漫漫人生路上很多次月经中的一次。要判断是否进入围绝经期，最长需要10个月的考察期，最短也要3个月的考察期才能确认，因为只有连续考察3次月经，才可能出现两次相邻月经周期长度相差≥7天的情况。

绝经过渡期对于起点、终点的判断是回溯性的，不是即时性的，不能形成当下的临床诊断，而临床诊断正是医生和病人急需的。因为围绝经期对终点的判断可以即时做出，所以，在临床上会比绝经过渡期更实用。

此外，更年期症状出现的时间点，并不总是和围绝经期的起点同步，其症状出现有时会先于月经改变，有时晚于月经改变，甚至有的女性在绝经后数年才开始；症状消退时间也很不一致，在绝经一年后，很多女性的症状仍没有消退。这样看来，更年期跨越的时间段要比围绝经期更长。所以，在临床诊疗实践中，更年期依旧是个很方便的概念。

还需要说明的是，更年期和更年期综合征是两个不同的概念。更年期是指女性从有生育功能的阶段往老年过渡的时期，是一段时间，而更年期综合征是指在更年期阶段出现的症状群，是女性朋友们感受到的所有不舒服的总称。更年期是每个女性都会经历的，无所谓好坏；对于更年期综合征我们则可视为疾病，是需要干预的。虽然不是每个女性都会发生更年期综合征，但其发生率已经很高，一半以上的女性都会经历中度到重度的更年期综合征。

本书中，临床诊疗部分会更多地采用"更年期"，基础医学部分在阐述生理病理时，会更多地采用"围绝经期"。两者混合使用，有助于我们更好地阐述相关问题，也有助于女性朋友更好地理解。

## 闺密心得

女人和男人在身体结构上大不相同。在遗传学上，男女性染色体不同。在发育生物学上，胎儿不到两个月就开始有性别的分化。女孩到了青春期要来月经，长大后要怀孕分娩、哺乳幼儿，随着年龄增长，卵巢功能衰退，会进入更年期。这些变化都是由以雌激素为代表的女性内分泌系统掌管调控的。妇科内分泌的医学职责，就是在上述各个阶段全程照护女性的健康。更年期的医学照护是妇科内分泌的一项重要使命。然而国内对于女性绝经健康加以医疗照护却开始得较晚。国外 20 世纪四五十年代开始采用雌激素制品缓解更年期症状。中国妇产科学的主要开拓者、奠基人之一、北京协和医院的林巧稚教授一直关注着妇科内分泌领域的进展。1956 年，在林巧稚教授的规划指导下，葛秦生教授带领张以文教授和谷春霞教授建立了妇科内分泌专业组。经过几十年的探索，妇科内分泌已形成相对完善的学科体系。2000 年，在张以文教授的提议和推动下，中华医学会妇产科学分会绝经学组在北京成立，标志着绝经事业在全国范围内正式起步，林守清教授担任绝经学组的第一任组长。2002 年 11 月，在林守清教授的主持下，北京协和医院妇产科妇科内分泌和妇女健康中心成立，明确提出了女性全生命周期健康管理的概念。

女性更年期的症状表现和人种、日常生活水平所对应的社会经济发展程度，以及个人承受的社会性压力所对应的社会文化背景都有关系。欧美在 20 世纪后半叶开展多项大规模队列研究，以全面细致地了解女性更年期的发生、发展、演变规律。

2005 年，林守清教授在北京协和医院西单院区附近选定一个社区开始跟踪随访，这是我国首个且至今仍在进行中的关于女性生殖衰老的前瞻性队列研究。截至目前，这项研究已经开展了 16 年，提供了有关中国女性生殖衰老过程的宝贵资料，有助于我们了解中国女性绝经的真实年龄、更年期症状出现和持续的时间、更年期症状的特征等。

从 2016 年起，林守清教授逐步让我全面接管这项研究。为了便于国际交流，2018 年起我们把这项研究命名为 PALM 研究，取自关键词的英文首字母。

这是一项非常有价值的研究。卵巢是女性体内第一个正式衰竭的器官。卵巢是怎样衰老的？在卵巢衰老的过程中，女性身体发生了哪些变化，又是如何变化的？很多疑问都要从调查结果中获得答案。衰老是人类的终极问题之一，而从卵巢的衰老模式，或许可以窥探人体衰老的密码。

通过前瞻性队列研究获得的数据，我们对女性的生殖衰老过程有了更清晰、更准确的了解。比如，人们之前普遍认为，女性在完成人生最后一次月经，即绝经后，雌激素水平会很快下降。而前瞻队列的研究结果表明，一些女性在绝经一年后，体内的雌激素水平仍然不低，到绝经两年后才稳定在低水平。既往的调查数据多数提示，中国女性潮热出汗症状明显少于欧美女性，但我们的调查结果显示，中国女性潮热出汗症状的发生概率与欧美女性相仿，不同的是持续时间相对较短。类似这样的数据结果，可以让我们在临床中制订更符合中国女性更年期特点的诊疗方案，从而让中国女性的治疗获益更大，风险更小。

本书中的部分数据来自林守清教授启动的这项前瞻性队列研究，可能会和来自国外的数据以及国内既往报道中的横断面研究数据有些许差别。

# 已经更了？

作为女性，很希望了解何时开始进入更年期。我们可以通过月经紊乱或终止，以及出现更年期的常见症状来判断，但是，更年期症状的出现与月经紊乱的出现，在时间点上经常不同步。这种不同步会干扰女性朋友们的判断。症状出现早于月经改变的女性在身体不适时，不大容易联想到更年期问题，比如A女士。

来就诊的2年前，49岁的A女士身心开始备受煎熬。

她做什么都觉得累，哪怕什么都不做也感觉很疲惫。她以为是没休息好导致的，可是不管怎样休息，她还是感到全身乏力。

此外，她晚上睡不好觉，噩梦多，经常凌晨两三点钟醒来，一个人对着黑黢黢的天花板发呆，再也无法入睡。

因为手指脚趾关节疼痛，她去看外科。医生检查后，发现她骨骼、肌肉、血管都正常，医生让其补钙。她吃钙片一段时间后，疼痛虽然有所减轻，但依然存在。

A女士情绪低落，对什么都提不起兴趣，因为一点小事就会大发脾气，像煤气灶一样点火就着，还像白磷，不点火也着。

此外，A女士还出现了严重的过敏症状。她身上莫名其妙地出现了湿疹，中药西药都试过，都只能缓解几天，之后还会反复发作。她咽喉异物感明显，总感觉卡着什么东西，咳不出来，咽不下去，吃不下饭，体重下降。甚至，她还在半年之内先后经历了两次濒死感。

## 学点医学知识

濒死感是一种突发的临床症状组合，如强烈的心慌和窒息感、头晕严重至眼前发黑、出冷汗和战抖等。濒死感可为一过性①的应激反应，身体很快恢复，也可持续加重，走向死亡。通常，濒死感由突发的心脑血管疾病、神经系统功能紊乱、焦虑症等疾病引发。

值得一提的是，濒死感与网络上流传的濒死体验不是一回事。濒死体验指的是在死亡来临前的短暂瞬间，身体所感受到的失重感、移动感和精神脱离肉体等幻觉。濒死体验一般出现在死亡临近的时刻，通常由服用精神类药物者或者在死亡边缘被医学抢救回来的幸存者描述。

经历过濒死感后，A女士去做了心脏检查，没有发现异常。

此时，A女士的月经依旧很有规律，周期为28~30天，每次历时5天。因月经依旧规律，她没有将全身范围的极度不适和更年期联系起来。

她认为自己患上了某种难以确诊的大病，而医生和家人都瞒着自己。既希望揭开盖子，又害怕看到想象中的"真相"，这导致她内心极度忧惧。这种心理压力，反过来又加剧了她的全身性不

---

① 指某一临床症状或体征在短时间内出现一次，往往有明显的诱因。——编者注

适。在上述症状出现6个月后，A女士的月经开始紊乱，月经周期有时会缩短为19天，有时则延长至78天。每次月经历时最短的4天，最长的12天。

经北京协和医院妇科内分泌门诊确诊，A 女士患了更年期综合征。

## 闺密心得

月经周期的改变是更年期最明显的可察觉变化，是更年期来临的最显著和客观的标志。大部分女性在月经改变的同时出现更年期症状，在全国14家医院展开的一项调查显示，这部分女性占76.5%。少部分女性的更年期症状发生在月经改变之前，人数占17.5%。还有很少一部分女性在绝经后才出现更年期症状，这部分女性仅占6%。

A女士就属于这少数的17.5%。在更年期月经改变的"信号灯"尚未亮起时，更年期症状已然在她身上悄悄登场。

在这种情况下，女性朋友们特别被动。因为大家都没有超能力穿越到未来，看看月经紊乱会在之后几个月、一两年还是几年内发生，从而判断眼前的症状是因为更年期还是发生了器质性病变。

那么，有没有标志性的症状，一旦出现就能确认是更年期？

更年期症状多而杂，往往会出现一组症状，遍及全身各主要系统,并且绝大多数症状都不是更年期女性独有的,这是女性更年期综合征的主要特点,也是诊断的难点。

为了消除当下正在折磨自己的身体问题,人们通常的反应是头痛医头、脚痛医脚,踏遍各个专科门诊。最终大部分情形是,虽然症状很突出,但影像学和各项化验检查均显示身体正常,这往往导致女性朋友们内心更为恐慌,揣测自己得了医生没见过也诊断不出来的罕见病、疑难病症等,非要向医生问个明白。

女性这样奔波就医,也有积极意义。更年期综合征的诊断,首先要排除相应组织器官的器质性病变,毕竟在40岁以上的女性中,器质性疾病的发生率较年轻女性明显增加。实际上,40岁后出现更年期症状,非常普遍,也是正常的。如果这些症状已经严重困扰日常生活,在各专科门诊又检查不出器质性病变,这些女性就要想到更年期的可能性,到妇科内分泌门诊或者更年期门诊就诊。如果症状不严重,可以先观察一段时间,看看月经是否出现改变,再决定是否就诊。

在妇科内分泌门诊,对那些月经依旧保持着正常规律性的患者,医生可以通过检测其雌激素水平和促卵泡激素水平来判断卵巢功能是否衰退。但是,更年期的情况错综复杂,激素水平波动很大,很有可能在上述检查中仍显示一切正常。这种情况下,医生也可以尝试按照更年期综合征治疗,如果有效,也能侧面证明是更年期惹的祸;如果无效,再另外寻找病因。

## 更完了吗？

有些女性以为月经停止更年期就结束了，如果这时候还没有症状，就可以认为顺利过关，不会再出现更年期症状了。这种想法其实是错误的。末次月经后一年内仍然是更年期症状的高发期，B女士就属于这种情况。

53岁的B女士停经过程干脆利落，出现一次月经延期45天后，月经即告停止，就诊时已经连续停经8个多月。在停经前，月经一直非常有规律，25天一个周期，每次持续6天。

正当B女士暗自庆幸平稳度过更年期时，在就诊前一个月，全身性的不适找上了她。更年期综合征五大主要症状为乏力、潮热潮红、睡眠障碍、情绪障碍、骨关节肌肉疼痛，她招招皆中。

**乏力**：B女士感觉浑身没劲，身上犯懒，白天在单位还可以勉强撑着，下班回到家就想躺着。

**潮热潮红**：B女士每天白天出现多达10~20次潮热，通常她会突然感到前胸一阵燥热，然后向头部背部蔓延，同时脸色发红，每次持续5~10分钟。潮热的时候，伴有心慌、胸闷，但是不出汗。

**睡眠障碍**：入睡慢，要在床上辗转反侧一小时才能入睡。B女士仅能维持3~4小时的有效睡眠，总是在黑黢黢的凌晨两三点钟醒来，醒来时，她发现自己全身是汗，脑子里闪过的都是梦境片段，噩梦多，好梦少，之后便很难再入睡，即使睡着也感觉半梦半醒，早晨起来都打不起精神。

**情绪障碍**：心情烦躁，出现明显可见的性格改变。B女士以前生活态度积极乐观，愿意与周围人打交道，人际关系和谐，家庭关系和睦愉快，但现在对人冷漠，不爱搭理人。

**骨关节肌肉疼痛：**全身各处总有关节疼痛，疼痛的位置不固定。B 女士两侧胳膊经常出现针刺一样的疼痛，疼到胳膊抬不起来的程度。早晨起来双手肿胀明显，感觉握拳都困难，起床后一小时才慢慢好转。上肢出现异常的同时，她的下肢也出现不适，踝关节冰凉、发黄，但双脚并没有感觉到特别寒冷。

B 女士内心纠结，自己一直积极锻炼身体，体能状况很好，骨密度很好，不缺钙，为什么会出现关节疼痛？另外自己家庭生活幸福，事业顺畅，没有职业和生活压力，非常喜欢并且善于人际交往，在亲朋好友和同事伙伴中一直都深受欢迎，她也很享受这种状态，为什么现在对此感到厌烦？难道是自己的性情出问题了？

经北京协和医院妇科内分泌门诊确诊，B 女士患了更年期综合征。

## 闺密心得

是否月经停止更年期就结束了？答案显然是否定的。

妇科内分泌领域判定绝经的标准是：40 岁以上的女性，以末次月经为起点，排除引起月经停止的其他原因后，连续 12 个月无月经。B 女士已经停经 8 个月，在未来 4

个月内，月经是否还会小规模地卷土重来，尚有待观察，如果月经不再来，才可以视为绝经。

即使已经绝经（月经停止一年以上），也不意味着更年期综合征结束。如果 B 女士之前已经出现了潮热出汗等症状，很可能还会持续一段时间。协和队列研究提示，潮热出汗在北京女性更年期时持续平均 4 年半时间，大部分在围绝经期月经紊乱的同时开始出现，并且常常持续到绝经后；个别女性会在月经停止后 2~3 年才开始出现潮热出汗症状。

更年期的相关症状有很多，而且具有阶段性特征，其中某些症状更容易在绝经后出现，比如绝经生殖泌尿综合征，伴有阴道、泌尿道和性方面令人尴尬的一些症状。

所以才停经 8 个月的 B 女士，还远远没到更完了的时候。

在这里还要强调一下，40 岁以上的女性月经停止，不一定就是更年期，还需要排除引起月经停止的其他原因。

为什么要排除引起月经停止的其他原因？

因为更年期女性也可能有偶发排卵，继而受孕妊娠。所以如果发现停经了，首先要排除怀孕。

甲状腺功能亢进，简称甲亢，是很常见的疾病，甲亢也会引起闭经。在我的从医生涯中，曾经接诊过两例45岁以上女性停经的病例，最初被患者当作更年期，后来到医院发现是甲亢惹的祸。

甲亢的症状跟更年期的一些症状很难区分，两者都可能有急躁、易生气的情绪改变，都包括爱出汗、月经紊乱的症状，非常具有迷惑性。当然，通过抽血化验很容易区分甲亢和更年期，所以，关键是要想到甲亢的可能性。

## 学点医学知识

在医学上，与月经停止相关的概念有三个：停经、闭经和绝经。

**停经**。女性在上一次月经结束后，等了好多天，已经超过了正常月经周期长度，月经仍没有来潮，就是停经。比如怀孕，会造成停经。"停经40天，发现尿HCG（人绒毛膜促性腺激素）阳性"是非常普遍的描述早孕的方式。

**闭经**。闭经分为原发性闭经和继发性闭经。原发性闭经指女性从来没有来过月经，医学上指女性过了16岁，虽有第二性征发育但无月经来潮；或者过了14岁还无第二性征发育及月经来潮。继发性闭经指女性来过月经后，月经停止3个周期以上或6个月以上。

闭经又分为生理性闭经和病理性闭经。怀孕就是一种常见的生理性闭经。由各种病理情况引起的闭经则被称为病理性闭经，由女性生殖系统疾病或全身性疾病引起。

按照引发闭经的器官，可将闭经分为下丘脑性闭经、垂体性闭经、卵巢性闭经、子宫性闭经和下生殖道性闭经。

闭经有暂时性的，也有永久性的。比如女性切除子宫后，所谓"皮之不存，毛将焉附"，自然就不会再有子宫内膜的周期性生长脱落了，于是就会出现永久性闭经。

**绝经**。"绝"意味着月经一去不复返，绝尘而去，与我们诀别。大部分女性绝经是随年龄增长发生的自然绝经，是一种特殊的闭经。根据发生绝经的原因为卵巢功能衰竭这一点，可以把绝经视为永久性的卵巢性闭经。虽然绝经的字面意思是月经不再来潮，但其真正含义是因卵巢功能衰竭而月经不再来潮。在女性切除子宫的情形中，卵巢保留且卵巢仍有功能者，虽然月经永久性停止（闭经），但不属于绝经范畴。

随着年龄增长，女性的卵巢功能逐步衰退，最后在50岁左右月经逐步停止，这是自然绝经。因放疗、化疗、卵巢切除等造成卵巢功能不可逆的损害，不能支持月经发生，则为人工绝经。

更年期的绝经概念，和因急慢性疾病、体质虚弱导致的闭经，服用某些药物以及妊娠等因素导致的停经不同。绝经，指月经再也不来了，而且原因明确，是卵巢功能衰竭引起。闭经和停经，其背后的原因多种多样，月经有可能恢复，也可能不能恢复。

A女士和B女士都是比较典型的更年期综合征患者，经雌激素补充治疗，身心症状得以缓解。

## 性，请继续

很多女性朋友对更年期有很多"猜想"，对未来的老龄生活也有一些"设想"，比如，性。

下面是几个女性一起展望更年期。

> 甲女故作神秘地说："此生和先生剩下的'床上时光'都数得出来次数了。"
>
> 乙女感慨男女不平等："凭什么男生可以'活到老，做到老'？"
>
> 丙女历数女中豪杰："武则天，还有现在某某、某某、女明星、名媛们怎么就能继续找小男友？"
>
> 众女一致推导出："这里面一定有我们不知道的……"
> ……

上述几个女性不知道的是，现代医学对更年期性生活这样的难言之隐已经给出了答案。

53岁的C女士幸运地没有受到那5种最常见的更年期症状的折磨，却为一件难言之隐而烦恼。

她来就诊时举止得体，谈吐优雅，给我留下了深刻的印象。问诊的时候，她几次欲言又止，似乎有特别想和我交流的事情，但每次又自己岔开了话头。上诊疗床接受妇科检查的时候，在这个相对私密的小空间里，她终于憋不住了，羞涩地说起了自己的难言之隐。

原来，她和丈夫是大学同学，两人先热恋后成婚，婚后夫妻感情一直很好，多年来每周都保持两次左右的性生活，双方都很享受这种亲密的感觉。但她月经改变、进入更年期后，阴道变得干涩，性生活时有疼痛感，事后还有不适感。为了不扫丈夫的兴致，每次她都勉为其难，身体却是实实在在的难受。后来，几次性生活后，她都出现了阴道及泌尿系统感染，尿频尿急，在工作场合非常尴尬。于是她开始找各种借口躲避或婉拒丈夫。由于夫妻之间一开始没有把事情摊开说明白，丈夫对她有了误解。后来她把事情摊开了说，丈夫反而有些不大愿意相信。为此她很痛苦，前来就诊求助，但是又觉得这样的事情似乎上不了台面，几次想开口，话到嘴边又咽了下去。

经北京协和医院妇科内分泌门诊确诊，C女士患了绝经生殖泌尿综合征。绝经生殖泌尿综合征涉及三方面的问题：泌尿道、生殖道和对性的影响，表现为泌尿道、生殖道的萎缩和反复感染以及性生活障碍。经治疗后，性生活不适感消失，C女士又和丈夫恢复了往昔的琴瑟和谐。

## 闺密问答

更年期开始后，是否女人就要永远告别性生活？如果丈夫还有性需求，女性该怎么办？一味拒绝是否会导致婚姻出问题？如果女性还有欲望，那是不是自己心态不健康？更年期和性生活到底是怎样的关系？

性生活是成年人正常生活的一部分。由于社会风俗文化的影响，很多人对性讳莫如深，导致人们生殖系统出了问题，尤其是性生活有了问题，宁可憋在心里，也不肯求医问诊，实际上，来医院就医，医生会耐心地帮助患者解决问题。

阴道干涩是常见的更年期症状。雌激素水平下降，导致盆腔血流减少，阴道黏膜萎缩。阴道干涩的同时，对阴道壁的保护也减少了，于是容易出现性交困难和疼痛、反复阴道感染、尿路感染等。这导致很多女性因痛苦而拒绝性生活，继而让人们产生一种误解：绝经后，甚至围绝经期刚开始，女性就不能继续享受性生活了。实际上，阴道干涩在临床上是很好解决的医学问题。只要有意愿，女性可以在围绝经期以及绝经后的老龄岁月一直享受性生活的美好。

人们常说，少年夫妻老来伴，但老年夫妻之间彼此需要的可不仅仅是陪伴。男性的生殖能力衰退通常要晚于女性，丈夫会一直对性生活有所需求。女性由于对自己身体的误解而一味地拒绝丈夫，不仅容易引发夫妻间的日常摩擦，还可能会给婚姻的稳定性埋下隐患。女性要正视自己的性需求，不要过分克制自己，勇敢地求医问诊，让现代医学帮助您巩固婚姻，维护家庭。

最近,有些女明星将自己产后尿失禁的问题公之于众,这是非常有社会担当的勇敢行为,引导广大女性正视自己,正视自己的泌尿生殖系统健康以及性生活的质量。

## 这是抑郁症

56岁的D女士就是本书第一章所述的模范外祖母。53岁那年,为了帮助女儿女婿,她开始了全日制外祖母带外孙的生活。

恰好此时,她月经开始紊乱,更年期开始了。潮热出汗、胸闷憋气自不必说,最令她难受的是失眠。一岁多的小外孙活泼可爱,上了年纪的她感觉精神头和腿脚都不大能跟上孩子的节奏。每天哄小外孙入睡后,她都疲惫不堪,躺下却久久不能入睡,只能躺在床上干熬着。尽管她入睡得晚,醒得却很早,常常天蒙蒙亮就醒了。此时,过去的、现在的一件件不愉快的事情,此起彼伏地涌上心头,她使劲压制也压不住。她感觉整个白天身体非常疲惫,做什么事情都要鼓起很大的勇气,好像身体内有个声音在命令她不要动,抬胳膊迈腿貌似都阻力重重。

在长期的严重失眠和内心冲突的折磨下,她的更年期症状一波接一波风起云涌般地出现,她开始陷入极度抑郁,觉得了无生趣,活着好没用,多次想死。

幸好女儿非常体贴妈妈,察觉到妈妈的状态后,及时带着妈妈来到北京协和医院妇科内分泌门诊就诊。原来,D女士这些自责、压抑、悲哀、无助、倦怠的情绪，都源自更年期抑郁状态。接受治疗后，她的情况大为改观。

## 闺密心得

抑郁症的发病机理尚是个谜。女性更年期时，卵巢分泌的性激素水平忽高忽低，整体呈现下降趋势。人体内分泌系统是一个错综复杂的实时运行网络，从中枢神经系统开始，一级级地调度着全身器官系统的正常运行，由上至下。为了做到精准调控，网络上每个节点的信息都被实时采集，反馈给中枢神经系统，由下至上。而在上传下达的过程中，分布在身体各部位的内分泌腺体之间也可以互通音信，协调行动，这是从左到右，从右到左。

网络中，从上到下是层层叠加的宝塔状结构。左右之间的横向网络，同样纵横交错。网络中的每个节点每时每刻都在发出信号、收集信号。这些信号就是形形色色的激素。在特定的时间内，特定的激素会以特定的释放方式和特定范围内的浓度在特定的目标组织处集结。5个"特定"规定了时间、地点、人物、动作、目的，就像一场场事先约好的行为艺术表演，不同激素进行不同的"行为艺术表演"，传达着不同的生理指令。

女性更年期时卵巢功能衰竭，性激素分泌改变，也会改变大脑皮质和神经中枢一些特定神经递质的分泌情况。据推测，5－羟色胺和内啡肽的分泌可能会有所下降，这二者是人体感觉到兴奋和快乐的源泉。

D女士是典型的更年期抑郁状态。她想老有所为，主动过来帮女儿带孩子。不巧的是，她在此时进入更年期了。女性在更年期经常会感到疲惫乏力，偏偏孩子活泼好动，D女士感到力不从心，内心对女儿有愧疚感。她觉得自己身体不行了，不仅帮不上女儿，反而要给女儿添麻烦了，内心极度自责。而恰好体内性激素波动，受其影响，大脑皮质中的神经递质也有波动，内因外因叠加在一起，引发了严重的抑郁情绪。

与易激惹、焦虑状态时，和别人过不去、向外较劲儿的特点不同，抑郁症患者是和自己过不去，和自己较劲儿。所以抑郁症发病隐匿，不易为家人、亲友和小伙伴们识别。陷入抑郁情绪的病人会像D女士一样自我评价降低，人生价值感降低，甚至自我否定。这种情况仅靠自我调整和家人关爱已经无法纠正，必须医学介入。

现在D女士已经在北京协和医院妇科内分泌门诊接受治疗，抑郁情绪逐渐消退，恢复了往日的自信开朗。

上文介绍的四位女性，她们重视自己的身体，重视自己的感受，对更年期带来的各种症状没有逆来顺受，而是积极地寻求解决之道。另外，她们对于自身症状、月经周期和自我感受的描述，全面而准确，说明在日常生活中她们对自己的身体一直在进行细致的观察。在问诊时，她们提供了大量有临床价值的诊疗信息，帮助医生快速准确地做出诊断。而准确的诊断，是有效治疗的开始。


## 请关注骨骼

我和 E 女士的缘分不是发生在妇科内分泌中心，生活在其他城市的她还没有在北京协和医院看过病。我们的缘分是网络直播，我和她连麦。

56 岁的 E 女士已经绝经七八年了，正在被骨质疏松症困扰。她感觉腰酸背痛、全身无力，去当地医院检查，测定骨密度后，被确诊为骨质疏松症。医生开了替勃龙、维生素 D 和钙片。她拿到药物还没开始服用，身边就有几个朋友提醒"替勃龙是激素药物，副作用很大，不能用"，但自己又实在难受，所以她自行改动医嘱，将每天的剂量减半且隔天服用，结果全身骨痛以及疲惫感并没有缓解。

E 女士的情况颇有些令人惋惜。当地医院对 E 女士的诊断是准确的，治疗是合理的。但是由于医患之间缺乏信任，E 女士对医嘱的依从性不好，没有达到预期的诊疗效果。

患者要对医生给予一定的信任。当患者到医院寻求医学帮助时，医生和患者就是同一战壕的战友，要一起面对疾病这一共同的敌人。医患之间信任感的建立不仅有助于帮助患者树立信心，也会成就医生的职业荣誉感。

# 学点医学知识

在绝经后 5~10 年内，一些女性会患有绝经后骨质疏松症（Ⅰ型骨质疏松症）。在 70 岁之后，男性和女性可能会患上老年骨质疏松症（Ⅱ型骨质疏松症）。骨质疏松症初期无明显症状，被称为"寂静的疾病""无声的杀手"。

人体的骨骼不停地在吸收旧的骨组织，这叫作破骨作用，同时不断地形成新的骨组织，这叫作成骨作用。日复一日，周而复始，两方面同时进行，维持骨量的平衡。雌激素一直抑制着破骨作用的过度发生。更年期时雌激素水平下降，破骨细胞的数量增加、凋亡减少、寿命延长，导致骨吸收增强。虽然在更年期成骨细胞介导的骨形成亦有增加，但不足以代偿过度骨吸收。骨重建活跃和失衡致使骨小梁变细或断裂，骨皮质孔隙度增加，导致骨骼强度下降，原先如钢铁般坚韧的骨骼，变得如蜂窝煤一样脆弱。雌激素减少还会降低骨骼对力学刺激的敏感性，使骨骼呈现类似于失用性骨丢失的病理变化，使之雪上加霜。

没有经历过骨质疏松症的人，往往会低估骨质疏松症的危险。骨质疏松后受到轻微创伤，以及日常活动中的小动作，比如拿重物、咳嗽或者打一个喷嚏等，都可能引发脆性骨折。发生在脊柱胸、腰椎的椎体骨折，轻则驼背，重则瘫痪。髋部骨折、股骨头坏死，则直接影响行走能力，致残。骨折后长期卧床，缺乏运动，容易引起继发肺部感染、泌尿系统感染、静脉血栓等，直接影响寿命。髋部骨折也被称为人生的最后一次骨折，这是因为在髋部骨折后一年内，约20%的人会死亡，最近甚至有报道称，高龄老人髋部骨折后死亡率高达50%。

## 太早很不好

提及更年期时，我们一直在强调"40岁以上女性"这一范围。

每位女性朋友围绝经期开始和结束的时间都不一样，有的早，有的晚，有的长，有的短。以绝经这个时间点来看，90%的女性绝经集中在45~55岁，有1.2%的女性在55岁之后才绝经。大约8.6%的女性在40~45岁绝经，这种情况叫作早绝经。

还有极少数女性会在40岁之前绝经，这被称为卵巢早衰。女性一旦怀疑自己卵巢早衰，应及早就诊。

F女士正好卡在40岁这个卵巢早衰与早绝经的临床诊断时间分界点上绝经。在末次月经后的2年4个月后，她42岁时首次前来就诊。

她14岁初潮，月经一直很有规律，30天一次，每次7天。31岁顺利怀孕分娩，产后哺乳16个月。停止哺乳后月经复潮，但一直不规律，最短21天一次，最长90天一次，经量正常，但经期时间不等，每次要拖到8~14天。她还没到40岁生日，就再也没有月经的自然来潮。41岁开始出现潮热出汗、入睡容易但早醒、阴道干涩、脾气不好、心情不好、特别敏感易哭等更年期症状，现在人特别消瘦，皮肤干枯，没有光泽。

我为她检查身体时发现阴道萎缩非常明显，为她做了性激素六项检查，结果显示：卵泡刺激素（FSH）为132mIU/ml，远超出5~40mIU/ml这一正常范围；黄体生成素（LH）为54mIU/ml，数值也偏高；雌二醇（E2）小于5pmol/L。经盆腔超声检查发现，双侧卵巢明显萎缩，子宫内膜也变薄了，只有4mm。

## 闺密心得

FSH、LH双高，E2低，提示着卵巢功能衰竭。B超结果和身体检查结果均符合卵巢衰竭。由于她在40岁之前就绝经了，所以确诊是卵巢早衰。我给她开具了一种含雌激素和孕激素的复方制剂进行治疗。

F女士还是比较幸运的，虽然就诊稍迟，但亡羊补牢，绝经症状仍来得及纠正。

雌激素是女性的青春激素和健康激素，犹如女性的"守护神"，护佑着女性的身体。卵巢早衰和早绝经会让女性过早失去雌激素的保护。绝经太早，女性会提前衰老。雌激素减少会导致皮肤中胶原蛋白减少，胶原层断裂，皮肤干枯，过早出现皱纹，甚至在40岁左右的年龄拥有50岁的容颜。除了显老外，过早失去雌激素保护的女性还会面临大规模的骨量丢失，导致骨质疏松。此外，失去雌激素对心血管系统的保护后，也容易让原本在老龄阶段才多发的心血管系统疾病提前发生。

卵巢早衰引起的阴道干涩、性交困难、性欲下降会严重影响夫妻感情。而对有生育二孩、三孩需求的家庭来说，卵巢早衰更意味着几乎不可能再添丁进口。这都是导致家庭不稳定的高危因素。

被卵巢早衰纠缠的，不只是年近不惑的中年女性，也包括青年女性。

29岁的G女士因为婚后长期不孕前来就诊，就诊时已经停经1年3个月了。她13岁月经初潮后，月经一直很规律，约30天一次，每次4~5天。她在22岁的时候月经突然不正常，2~4个月才来一次，每次仍旧4~5天。她身体没有明显不适，没有潮热出汗等绝经症状。

她的性激素六项检查结果提示是明显的卵巢早衰。经询问她家族内女性亲属的绝经年龄，没有发现卵巢早衰家族史。检查其染色体，没有发现异常。也没有发现身体有其他疾病或者服用过可诱发其卵巢早衰的某种药物。

那么，为什么年纪轻轻的，会出现卵巢早衰？

# 闺密心得

在卵巢早衰患者中，G女士这种青年女性也不少见。首先我们要积极进行病因溯源。曾经有位年轻的病人卵巢早衰，当时身体并没有明显的不适。但她因为卵巢早衰就诊，我们一点点地排查，顺藤摸瓜，终于发现她处在某种免疫病的早期阶段，而卵巢早衰是该患者免疫病的首发症状。由于早发现、早治疗，遏制了免疫病的势头，她的健康利益得到了最大化的保证。

实际上，诱发卵巢早衰的原因有很多。

卵巢早衰有些是家族遗传，比如母系家族里的女性有早绝经或者卵巢早衰的先例。查染色体和基因，有时就能找到病因。面对30岁之前发生卵巢早衰的病人，我们都会建议查染色体。

一些免疫疾病、特殊的代谢病、特殊的感染，比如艾滋病、结核病，小时候患过腮腺炎等，都有可能造成卵巢早衰。

还有一些医源性因素，比如病人患有癌症，需要进行放化疗，放化疗也可能造成卵巢早衰。

环境污染和不良生活方式也会造成卵巢功能提前衰退，比如塑料制品中的双酚A、吸烟、长期的负性情绪、精神压力过大等。一种因素可能会使卵巢功能提前衰退1~2年或更多，但多种因素累加就可能导致早绝经或卵巢早衰。

但是有一部分女性患者的发病原因难以明确，仍发生了卵巢早衰，比如这位 G 女士。

卵巢早衰发生的年龄不一样，其表现也不一样。卵巢早衰发生特别早的，甚至一次月经都没来过，这被称为原发性闭经。20 多岁就发生卵巢早衰的年轻姑娘，由于不能生育，心理压力很大。原发性闭经或特别早绝经的女性，尽管她们潮热出汗的症状普遍比 30 多岁的病友要轻微得多，但其发生骨质疏松症、心血管疾病的风险会更大，并且如果不治疗的话，预期寿命总体上要缩短两年。所以月经有问题，一定要及时就诊。月经作为女性健康的晴雨表，可能是疾病的重要表现，同时也是及时诊治的重要线索。

二三十岁的女性，甚至青春期的少女，一旦怀疑自己出现卵巢早衰，一定要及早就医，在医生的指导下尽早治疗。如果没有禁忌证，则建议应用性激素补充疗法。这些患者补充性激素后，可以达到和同龄其他女性一样的健康状态。如果在卵巢功能刚开始衰退的早期就诊，这时候体内仍有部分卵细胞，那么仍有一定的成功怀孕的可能性。

一位熟悉的医学前辈不到 40 岁就发生了卵巢早衰，连续 40 多年坚持性激素补充疗法。现在虽已到耄耋之年，但她精神矍铄，思维清晰，健步如飞，皮肤红润，看起来就像 60 岁一样，仍然在做临床工作。

我们已经知道早绝经很不好，但绝经也不是越晚越好。身体也要遵守中庸之道，顺应天命，能够在合适的年龄自然绝经最为理想。在人群中超过 58 岁还没绝经者已经不到 1%，是小概率事件。

一些妇科疾患引起的阴道异常出血，比如宫颈癌引起的宫颈出血、子宫内膜癌引起的子宫出血等，有时表现类似月经，很难与绝经前的月经紊乱相区分。所以，超过58岁还没绝经的女性朋友一定要请医生做专业判断，排除其他妇科疾患，确定来的是真月经。

65岁的H女士，绝经20年了，之前放过宫内节育环，一直未取出。她在没有劳累、接触、外伤、服用保健品等诱因的情况下，持续一周在如厕擦拭时发现阴道少量出血，但小腹无不适。

绝经多年后的阴道出血，非常值得警惕。引起绝经后出血的最重要原因是恶性肿瘤，所有的绝经后出血女性都需要充分考虑到这一点，虽然这并不是引起绝经后出血的最常见原因。如果女性出现了绝经后出血，建议及时就诊，在出血的时候做检查，更容易明确出血的来源。

所以我给H女士做了多项检查。检查结果提示阴道萎缩明显，宫颈液基薄层细胞检测（TCT）提示萎缩性内膜炎。我为她查了性激素，以及一些肿瘤标志物，如糖类抗原125（CA125）、鳞状细胞癌抗原（SCCAg）、人附睾蛋白4（HE4）、绝经后卵巢恶性肿瘤风险预测模型（ROMA）指数，结果都显示正常或符合绝经后的改变，没有发现恶性肿瘤的风险。但考虑到她的节育环还没有取出，在征得她和家人的同意后，采用宫腔镜直视下取出节育环，同时也取了子宫内膜进行病理检查，没有发现恶性肿瘤。

根据目前的资料，考虑她的绝经后出血是由萎缩性阴道炎引起。萎缩性阴道炎是绝经后出血最常见的原因。对于H女士的阴道出血，我们还要继续观察和随诊，不能掉以轻心。

**更年要防病**

生命体是节约型经济的奉行者。不需要继续发挥作用的器官系统，总会先行衰退。生殖系统是女性身体内第一个衰退的系统，衰退的主要器官是卵巢，其分泌的雌激素从有到无、逐渐减少。绝经是卵巢功能衰退的标志性事件。

雌激素作为女性内分泌系统的领军者，承担着身体内多个系统的调控工作。在更年期，雌激素的工作逐步由其他激素接管。接管过程没有那么顺当，于是雌激素的水平便忽高忽低，波动性下降，让女性感到各种不适。

头痛医头、脚痛医脚的方法，在治疗更年期综合征时并不适用。卵巢功能衰退和雌激素水平波动性下降引发的不适，遍及全身主要器官系统。针对病因遏制引发症状的元凶，才是效果最好、最稳定持久的治疗方案。绝经激素治疗可以极大地缓解女性全身的更年期不适症状。正所谓，"射人先射马，擒贼先擒王"。

一提激素，很多女性就像E女士一样内心抵触。如果您阅读完本书，深入了解雌激素、孕激素是什么，绝经激素治疗是如何应用的，您就会释然了。

人的身体犹如一辆汽车，行驶里程长了，故障率自然会提高。人到中年也是如此，一些组织器官功能开始衰退，出现小毛病，甚至可能累积为成型的疾病。更年期综合征的临床诊治难点在于，如何判断这些症状中，哪些是由更年期引发的，哪些来自患者的其他疾病。更年期的症状，要用妇科内分泌的疗法治疗；其他疾病，则需进行相应的专科治疗。因此，从某种意义上讲，妇科内分泌更像女性的全科医疗。女性生殖系统以及女性的身体发育，都要唯女性内分泌系统马首是瞻。理顺了女性的内分泌系统，就赢得了女性的基础健康水平。

更年期女性需要的是疗其身，慰其心。更年期综合征作为一种典型的身心疾病，"话聊"一定程度上也能当药用。

闺密之间聊天，互相比惨，互相安慰，释放压力，会有效地减轻病患对自身症状的焦虑。但仅靠闺密间交流个体感受，并不能提供足够的更年期医学保健知识。而且有些身体不适涉及面子和隐私，即使是最好的闺密，在谈及更年期症状时也会有所保留，不会和盘托出。

在临床诊疗中，医生如春风般熨帖的几句话往往会极大地缓解病人的紧张情绪，将患者从"难受—紧张—更难受—更紧张"这个死循环中拽出来。但就医的时间毕竟是短暂的，大量的辅助安慰工作需要由女性的配偶、子女、亲朋好友来承担。

现在，移动互联网使得随时随地接受信息很容易实现，妇科内分泌领域的很多医生在各个平台开直播、做讲座，以公益科普的形式将更年期知识传递给广大女性。在听讲座、看直播的过程中，身心饱受更年期折磨的女性得以抱团取暖。

**就医前准备**

阅读完第二章，相信您已经对号入座地总结了自己的年龄、月经变化、身体症状和情绪症状，对自己是否要去医院，心里已经大致有数了。

那么，应该挂哪个科室的号呢？

答案是：妇科内分泌门诊，或者有些医院的更年期特色门诊。在北京协和医院，看更年期要挂妇科内分泌门诊的号。

更年期的症状多而杂，一一叙述起来会占去不少门诊时间，而您心里还有一大堆疑问，非常想听听医生的意见，医生也希望能够在快速摸清您的基本情况后，有针对性地和您进行沟通。因此，在就诊前一两天，女性朋友们在家里要提前做好功课，这样就能在有限的就诊时间内，让医生更深入全面地了解您的情况，从而做出准确的诊断，给出最适合您的治疗方案。

**（1）梳理好月经的情况**

建议每个女性都建立一个月经小档案，可以用手机、电脑或者小笔记本。现在有很多专业的月经管理APP（手机软件），任选一个进行记录就很好。

在来医院之前，对照自己的月经小档案，提取出以下关键信息（见表2-3）：

表2-3　关键信息表

| 最近一次月经开始日期 | 经期天数 | 月经量（正常/多/少） | 与上次月经间隔时间（天） | 痛经情况（无/有：严重与否） |
|---|---|---|---|---|
| 前次月经开始日期 | 经期天数 | 月经量（正常/多/少） | 与上次月经间隔时间（天） | 痛经情况（无/有：严重与否） |
| 再前次月经开始日期 | 经期天数 | 月经量（正常/多/少） | 与上次月经间隔时间（天） | 痛经情况（无/有：严重与否） |

　　建立月经小档案后，还要学会用妇科内分泌门诊的专业手法计算月经周期的改变。比如平时月经一直很规律，稳定在以28天为一周期。突然某个月，月经提前了，22天就来了，则记为提前6天。下个月月经又来迟了，30天才来，这样以上个月22天为基数，30-22=8，记为月经延迟8天。而不要以平时的28天为基数，30-28=2天，这样计算是错误的。所以，月经改变的计算方法是逐月计算，以每次月经开始的日期进行计算。当一次月经提前或者推迟的天数超过7天，即可在临床上作为一次显著的月经改变。

　　同时回顾一下年轻时的月经情况，记录下来，作为当下月经改变的参考。例如：

　　之前月经25~28天为一个周期，每次5天，月经量正常，偶尔痛经。一年半前月经首次异常，延迟45天才来，血量小，持续3天。之后月经周期缩短为22~25天，时长为4~5天，血量有所减少，有痛经。8个月前，曾停经70多天后自然恢复，此后周期延长至30~35天一次，每次延续6~7天，最长一次延续12天，血量非常少。最后一次来月经是50天前。

通过上文可以看出，准确简洁地叙述月经情况并不容易，不如直接将月经小档案整理好后交给医生查看。

**（2）梳理好自己的症状**

用精练的语言明确地表述出症状，需要描述症状开始出现的时间、持续的时间以及症状轻重演变的过程。千万不要笼统地说："大夫，我浑身难受，我不舒服，已经好久了。"更年期症状多而杂，有条有理地叙述出来，难度不亚于一篇口头作文。

可以按时间顺序描述。例如：

22个月前出现月经不规律后，腰背、脚踝、小腿以及髋部骨骼肌肉痛，身上犯懒，不愿意做事。20个月前出现过抑郁情绪，爱生气、爱哭，心里空荡荡的，孤独无助感强烈。经与闺密交流，积极运动，历时2个月后缓解。之后出现偶发潮热出汗。3个月后消退。睡眠普遍较好，但梦多，凌晨三四点钟会醒来，然后继续入睡。偶尔睡眠中出现全身燥热，惊醒，需平静后才能入睡。后自发缓解消退。

16个月前身体相对平静，情绪平静。4个月前，出现骨关节肌肉痛，小腿抽筋，月经前乳腺胀痛，月经后数天才见缓解。现所有症状消退。

也可以按症状严重程度描述。先讲最严重、最困扰自己的问题，后讲其他问题。例如：

3个月前出现心悸心慌，头晕耳鸣，逐渐加重。6个月前有轻度潮热，失眠，入睡慢，梦多，分不清是睡着了还是醒着。每天很早醒来，无法继续入睡。整天昏昏沉沉的，很小的事情就着急焦虑，心慌得喘不过气来。连续几个月每天早上起来脸肿。从去年夏天开始头上爱出汗，到现在一年半了，春夏秋冬都出汗，头发经常一股怪味儿。

**需要特别注意的是**：如果有泌尿生殖系统的局部症状，不好意思说出来，可以写下来，通过小纸条或者手机屏幕展示给医生看，也可以在妇科检查的私密空间里向医生描述。

**（3）梳理好已有的化验结果**

记得带上已有的化验结果，尤其是这两项检查单：

①乳腺：超声、钼靶、核磁检查结果，三项中至少一项；

②子宫和卵巢：超声对子宫和卵巢的检查结果。

此外，如果有下述检查单，也请带上：

肝功能、肾功能、血脂、血糖、肝胆胰脾的超声、宫颈检查单、骨密度检查单、心电图、胸片报告单。如果有一年之内的体检报告单，也请带上。

有些朋友担心原先检查的化验单是在小医院做的，大医院不承认，带了也白带。这样的担心大可不必，医生会在您带来的化验单的基础上重新筛选。

**需要注意的是**：由于病情的变化是动态的，以上检查项目如有必要，可能还会要求重新做检查。

**（4）梳理好之前就医的情况**

需要列出之前因为哪些症状挂过哪个科室的号。医生做过哪些检查，做出了什么诊断，之后进行了哪些治疗，自己的依从性如何，治疗后的效果如何。

请准备好纸质的病历、检查报告单和处方单、正在吃的药品列表。如无，准备好电子版，新建一个文件夹，将看病的电子报告单都放在一起。

如果记不住药名，就把药盒拍照带过来。千万不要笼统地说"小白药片"之类的话。现在大多数药物都是白色药片，很难据此辨别。

此外，见了医生怎么说呢？例如：

因踝关节疼去过骨科，查过骨密度，显示有骨量减少。医生建议服用维生素 D 和钙片。服药后疼痛减轻。

因乳腺胀痛看过乳腺外科，B 超发现右侧乳房有结节，进行切除，病理结果良性，确诊为乳腺纤维瘤。

因出现濒死感看过心脏内科，做过心脏血管造影（CTA）检查，结果显示正常。

然后，提供以上说的各种检查、诊断、处方单据。

**（5）梳理好个人疾病史和家族中的重要疾病史**

从小到大得过哪些重大疾病，如心脏病、高血压、高血脂、糖尿病等，还要包括精神类的疾病。因为之前患过焦虑症、抑郁症的病人，在更年期阶段很容易复发并加重。何时患病，病程多久，治疗后情况如何等，越详细越好。

做过哪些手术，手术后的病理结果，这两样千万不要落下。尤其是和妇科有关的疾病和手术，更是不要落下。比如以前有过卵巢囊肿，比如因异常子宫出血刮宫后的病理检查结果。

还有恶性疾病，如乳腺癌、子宫内膜癌等，采取过哪些治疗，肿瘤现在的控制情况如何等。

日常的感冒之类的就不用介绍了。一过性的阴道炎也不用介绍。

药物和食物的过敏情况也要做出说明。

家族史，比如父母亲是否有心梗、脑梗、糖尿病、高血压，家族中是否有癌症，尤其是乳腺癌患者，母亲是否有骨质疏松症等。对于家族中多人发生的疾病更要重点报告。

如果是卵巢早衰的患者，还需要：

①询问姥姥、奶奶、姨妈、姑姑、母亲等女性亲属的绝经

年龄。

②提供个人病史。有无得过腮腺炎、结核等特殊疾病。

**（6）梳理好自己就诊时想问医生的问题**

这是很重要的环节。医生比较犯怵的是这种病人——她已经离开诊室了，结果一会儿想起来一个问题，反复多次折返，不仅打扰别的病人看病，也不利于医生对其自身的病情形成完整的印象和判断。有些朋友可能会想，我好不容易才挂上号，多回来几次有什么。其实您只要换位思考，把自己替换成后面那位或那几位在就诊过程中被反复打断的患者朋友，就很容易理解了。其实医生并不反对您多问问题，只要您提前准备好，在诊疗过程中一次沟通完就可以了。

以上内容是针对就诊前的准备。实际上就诊当天的准备也很重要，建议留出充裕的交通时间，不要化浓妆，穿便于穿脱的服装，最好不要穿紧身衣、塑身衣或高筒靴。

那么，病人怎样做才能和医生配合得最好？答案是提前做好一定的知识储备。现在知识的可得性比以前要容易很多。比如看过我的科普文章、视频或直播后再过来看病的很多女性朋友，由于事先学习了更年期知识，她们对自己的病情描述清晰准确，对可能的治疗方案有一定的心理准备，能和医生就治疗方案的利弊进行科学理性的探讨。这样在有限的诊疗时间内，医生就可以高效地解决病人最核心的问题。

同时，如果就医，应该对医生有一定的信任。由于知识容易获得，有些患者在有一定的了解后就会去质疑医生的诊疗。这种情况其实是特别不利于获得良好的医疗效果的。可以交流，但不要轻易质疑。

# 中篇

# 知医然，更需知医所以然

医生和病人并肩作战，共同对抗疾病。

和医生配合默契的病人，疗效往往更好。

医生说的话听起来就像天书一样，或者在诊室里感觉听懂了，

回到家里又一头雾水？

那是因为在我们面前横亘着一个由医学知识构成的壁垒。

学习一些更年期相关的医学知识，

求医问诊更高效。

# 第三章

## 学点医学：女性体内的悠然岁月

更年期是生命的一段阶梯。追忆往昔，已度过几十年的芳华。畅想未来，尚期待数十年的悠然岁月。

更年期女性体内发生很多变化，其根源在生殖系统中卵巢的衰老退化，但影响范围则不局限于生殖系统，而是遍布全身各器官各系统。

知己知彼，百战不殆。不仅战场上如此，更年期的健康管理同样如此。

让我们对更年期女性生殖系统的"硬件"，即器官组织等器质性的部分，以及"软件"，即女性内分泌系统的功能性部分，抽丝剥茧，逐一道来，答疑解惑。

## 胎儿性别在受精卵时就决定了

当受精卵刚形成时，还一点没有小婴儿的模样。受精卵细胞内的一对性染色体就已经搭配好了，两条性染色体一条来自父亲的精子，一条来自母亲的卵子。搭配成XX模式的，未来会长成女孩；搭配成XY模式的，未来会长成男孩。Y染色体一定来自父亲的贡献，X染色体则既可能来自父亲也可能来自母亲。男女两性的发育分化早在胎儿时期就开始了，决定这个发育过程的是男孩Y染色体上的性别决定基因（SRY基因）。性别决定基因调控了一系列生殖发育相关基因的时空特异性表达，有这个基因的胎儿最终长成男孩，没有这个基因的胎儿则最终长成女孩。

在胚胎6、7周大时，男女两性的发育之路即分道扬镳。男性胎儿Y染色体上的SRY基因开始工作了，它指导男孩的原始性腺发育成睾丸；接下来，男性生殖系统的其他部分开始生长发育。女性胎儿缺乏SRY基因，女性的发育比男性稍微晚一点，原始性腺发育为卵巢；接下来，女性生殖系统的其他部分开始生长发育。

2个月大女性胎儿的卵巢中已经约有60万个卵原细胞。卵原细胞是女性的原始生殖细胞。

女性胎儿5~6个月大时，双侧卵巢中的生殖细胞已经多达600~700万个。其中约200万是卵原细胞，400~500万个是由卵原细胞经有丝分裂而来的初级卵母细胞，此时达到了女性的一生中卵巢中生殖细胞数量的顶峰。之后没有发育成初级卵母细胞的卵原细胞开始凋亡，并且不再有新的卵原细胞形成。从现在开始，终其一生，女性的卵巢内也不再生成新的初级卵母细胞。

如果不被阻拦住，这些初级卵母细胞会继续进行细胞分裂，产生次级卵母细胞。次级卵母细胞继续分裂，产生卵子。从初级卵母细胞到卵子产生的过程叫减数分裂，减数分裂持续时间非常长，长期停滞在第一次减数分裂的前期双线期。减数分裂的特点是DNA只复制一次，却要随着2次细胞分裂分成4份，于是每个卵子中不再是23对，而是23条染色体，数量减半了。父亲体内的精子，也是由精原细胞减数分裂而来，也只有23条染色体。这样，精子和卵子结合成受精卵后，受精卵内的46条染色体恰好两两配对，其中一对是性染色体，女性为XX，男性为XY。如果在减数分裂过程中，精子或卵子中的染色体分配出现了错误，就会有少数受精卵内性染色体为XXY或者XYY等其他方式，于是这些胎儿会有与常人不大一样的性发育模式。


## 每个女胎儿都在悄悄筹划未来

生育是女性的生物学使命，但每个女性有权选择生与不生。

5~6个月大的女性胎儿卵巢内生殖细胞的数量，达到了一生的顶峰。而此时的初级卵母细胞，细胞内染色体已经复制好了，正要进行减数分裂向次级卵母细胞进发，细胞分裂却被阻止了。初级卵母细胞被颗粒细胞众星捧月地围在中间，成为始基卵泡。

之后卵巢里的生殖细胞开始做减法，卵泡不断凋亡。等到离开妈妈的子宫之时，女性婴儿的卵巢内只有200万个左右初级卵母细胞。而到青春期时，初级卵母细胞仅剩下30~40万个。

女性的一生中，从这30~40万个初级卵母细胞中，只能分化出400~500个成熟的卵子，只占0.1%~0.2%。

为什么初级卵母细胞数量那样多，成熟卵子数量那样少？这可能是生物体古老的过度繁殖策略依旧在运行，尽可能多地产生生殖细胞或受精卵，通过大量繁殖广种薄收，以提高后代的成活率。

随着年龄的增长，初级卵母细胞继续凋亡，到更年期时，卵巢中只剩下1 000~2 000个初级卵母细胞。所以，有些初级卵母细胞的寿命会长达50年，从出生到更年期。到绝经完毕，卵巢中几乎不再有初级卵母细胞。女性的生育使命宣告结束。

想象一下，当一个身怀六甲的孕妇满心期待地憧憬着子宫里小生命的未来人生时，子宫里那个小小人儿竟然已经在为她的子孙辈进行精心准备，这是多么奇妙的事情。怀孕的女性，真的是有一万个理由精心呵护自己。

为卵母细胞提供舞台的卵巢有多大？

卵巢成对地位于盆腔两侧深处，在皮肤表面触摸不到。卵巢的形状大小随着女性的生殖发育阶段各有不同。幼女期，表面光滑；青春期后，由于多次排卵，表面形成瘢痕，凹凸不平；性成熟期卵巢最大，长约4.0cm，宽约3.0cm，厚1.0~1.5cm，呈现为卵圆形，就像一个压扁的熟鸡蛋黄；绝经后，体积显著减小，在老年妇女中，其长、宽都明显缩小，厚度只有0.5cm左右，并且质地变硬。

## 卵子的成长也是一场生存竞争

卵子的家在哪里？卵子的家在卵泡里。卵泡的家在卵巢里。

卵巢的功能取决于卵泡的数量和质量。卵泡呈圆形泡状，位于卵巢表面的皮质层里，是卵巢的主要功能单位。卵泡担负着产生卵子、分泌性激素和细胞因子的重要使命。一个卵巢中有许许多多的卵泡。

卵泡的发育不是一蹴而就的，在经历始基卵泡、初级卵泡、次级卵泡的发育之后，要再经历从1级的窦前卵泡到8级的排卵前卵泡的逐级发育，才发育成熟可以排卵。

始基卵泡形成后，会依次地一批批解除发育抑制，发育成初级卵泡，这个过程叫作原始卵泡募集，要至少经历150天。原始卵泡募集从女性的胎儿期就开始了，一直延续到女性绝经前。原始卵泡募集一旦启动，就会一直进行下去，这个过程不依赖于促性腺激素（Gn）。卵泡中的初级卵母细胞不断变大，周围的支持组织越来越多，卵泡体积随之变大，先是发育成初级卵泡，再经过120天发育成次级卵泡。不论初级还是次级，此时的卵泡都是实心的细胞团，里面端坐着初级卵母细胞。当婴儿出生时，卵巢中已经有处于不同早期发育阶段的卵泡。青春期前的卵泡，由于没有脑垂体分泌的促性腺激素的支持，最终走向卵泡闭锁，卵泡内部细胞逐步凋亡，卵泡逐步纤维化，最终被卵巢吸收。从胎儿6个月大开始，因卵泡闭锁，初级卵母细胞不断减少。

从青春期开始，在Gn的支持下，经历始基卵泡募集阶段发育出来的初级卵泡在发育成次级卵泡后，等待它们的命运不再是闭锁，而是开始新一轮卵泡的周期募集，即每个月经周期中都有几到十几个卵泡开始生长发育。这时卵泡从早期的直径0.2~5mm增大到10~20mm，且小空腔融合为一个大空腔，成为窦状卵泡。初级卵母细胞被挤到卵泡的内壁一侧且体积增大到100~150μm，之后在细胞外围形成透明的放射冠。从1级的窦前卵泡发育成8级成熟卵泡，需要85天。

在这85天的历程中，在十几个到几十个启动了周期募集的卵泡中，通常只有一个卵泡，偶尔有两个卵泡，能够发育成熟。这一两个发育成熟的卵泡，经历了卵泡发育的优胜劣汰，称为优势卵泡。这一轮被淘汰的其他卵泡则走向闭锁，最后被卵巢内其他组织吸收掉。

胜出的优势卵泡，个头大，继续发育为成熟卵泡，直径增大至1.8~2.3 cm，卵泡腔变得更大，卵泡细胞停止增殖，卵泡突出在卵巢表面，形成卵丘，蓄势待发，等待排卵。在排卵前24小时，初级卵母细胞完成减数分裂的第一次分裂，分化出次级卵母细胞和一个小的极体。小的极体很快退化消失。次级卵母细胞进入第二次减数分裂，并停滞于分裂中期。

从月经初潮开始，女性的双侧卵巢中一般每月只有一侧卵巢排卵。所谓排卵，排出的是次级卵母细胞，当遇到精子时，启动之前尚未完成的细胞减数分裂，成为卵子，并马上成为受精卵。一般每个月只能产生一个成熟卵子。

卵子的质量决定了胎儿的质量。卵子质量最好的年龄段是

25~30周岁，30岁后卵子质量会逐年下降。所以生孩子不能太晚，也不能太早，女性最好在25~30岁生育。

从1级窦前卵泡发育到成熟卵泡，大约需要85天，横跨3个月经周期。其中，次级卵泡和早期窦状卵泡大约需要65天生长期，晚期窦状卵泡需要10天进行卵泡优势选择，选择后还需要10天才能成熟至排卵。为了得到一个健康的孩子，备孕至少要留出卵泡发育的提前量，起码3个月内要戒烟戒酒，保持愉悦心情。

## 妈妈的子宫是胎儿最温暖的家

自然界生生不息。动物们传宗接代，各有各的路数。

先说体外受精的。绝大多数动物，比如青蛙、一些鱼类、蜻蜓，雌性和雄性各自把卵子和精子排到水里，让它们自动去配对。配对成功后的受精卵几乎得不到父母的照顾，全凭自身本事和运气长大。

再说下蛋的。鸟儿和一些爬行动物，比如海龟、银环蛇等蛇类把受精卵藏在蛋壳里，下蛋后，负责任的会亲自孵蛋，不负责任的则让住在蛋壳里的宝宝们听天由命。

最负责任的还是把宝宝养在身体内的物种，包括卵胎生和胎生。先说卵胎生。一些爬行动物，比如某些种类的蛇、蜥蜴和鱼，把装着小生命的蛋养在身体里，直到小生命破壳而出，然后像生孩子一样，让小生命"生出来"。这些卵胎生的动物，没有真正的子宫，输卵管下端的某个部位膨大，假装成子宫，让小蛋壳在这里安身。蛋壳里的小生命，自力更生，靠吃蛋壳里的营养物质长大，没有胎盘和母亲进行营养连接。

更进一步的方式是胎生，即哺乳动物生育后代的方式。小宝宝住在妈妈身体内真正的子宫里，用胎盘和妈妈的血管连接，源源不断地获得母亲的营养物质。出生时，要剪断脐带，脐带就是连接胎儿和胎盘的纽带。我们每个人的肚脐眼，就是在胎儿时和妈妈之间的生命补给线——脐带脱落后的遗迹。

为了让胎儿在子宫里安享岁月静好，子宫在接受胎儿前要做一系列准备。为即将到来的受精卵准备一个"小床"，就是最重要的工作。性生活后，精子们沿着阴道上行，穿越子宫颈、子宫腔到达输卵管。如果恰好赶上卵巢排卵，精子们经过一番努力竞争，有一个幸运儿和卵子[①]结合形成受精卵，一个新生命就开始了。

受精卵很快分裂成2个细胞，之后每隔12小时分裂一次，形成一个细胞排列在外表面、球心中空的细胞团，叫作胚泡。在输卵管的不断收缩中，输卵管内壁上的很多纤毛，不断地推动着胚泡到达子宫腔。最后这个因细胞分裂而细胞数不断增加的胚泡钻入子宫内膜，并在之后长达9个多月的时间里，在此安居乐业，从胚胎发育成胎儿，最后呱呱坠地为婴儿。

就像俄罗斯套娃一样，在女性胎儿的体内，早在10周大的时

---

① 虽然我们很习惯说卵子、精子，但严格来说，卵子的存在时间很短，从卵巢中排出的是次级卵母细胞，仍然不能称为卵子，直到受精的一刹那，次级卵母细胞才完成第二次减数分裂，成为卵子。但在科普作品中，为了便于大家理解，将从排卵开始的卵细胞，就称为卵子。

候已经开始发育出输卵管、子宫和阴道上部。20~22周大的时候，女性胎儿的子宫内膜已经形成。32周大的时候，子宫内膜上的腺体已经具备了分泌功能。

当女性婴儿呱呱坠地后，生育方面的准备工作让位于婴儿自身的生长发育。在满月后，女性婴儿的子宫内膜开始萎缩，腺体减少，其表面的上皮细胞由柱状变更为立方上皮。子宫内膜开始休养生息，维持静止状态，直到青春期的到来。

## 月经，子宫与受精卵无奈错过

要是卵子和精子彼此错过，子宫内又会发生什么？

如果卵巢排出的卵子没有遇到精子，无法形成受精卵，或者受精卵没有成功地在子宫着床，那么这一轮的子宫生育准备工作将无功而返。作为胚胎着床点的子宫内膜"有保质期"。如果没有等来受精卵，当前的子宫内膜就要"作废"，被剥离掉。而每次子宫内膜的剥离脱落的过程就是一次月经。在剥离过程中，旧子宫内膜连接的血管收缩，引起出血。经血裹挟着破碎的子宫内膜顺着阴道排出体外，形成月经。

月经是女性生育状态的外在表征。一般11~12岁时女孩子就开始陆续进入青春期了，到14岁时绝大部分已进入青春期，如超过16岁尚未来月经，应及时就医，查明原因。雌激素和孕激素周期性变化，潮涨潮落，子宫内膜相应地生长脱落，就会形成月经。

此时，女性体内性激素分泌以及响应机制尚不稳定，需经历3~5年的磨合，才会建立规律稳定的月经周期。这时女孩自身还未发育成熟，子宫也没完全准备好迎接新生命，如果怀孕，不仅不能给胎儿提供优良的生长发育环境，也会拖累母亲自身的身心发育，因此，少女妈妈不可取。

18岁开始，女性进入历时约30年的性成熟期，即女性的生育期。生育期的女性身体各系统发育成熟，月经呈现出很强的规律性。

而到了50岁上下，又纷纷进入绝经期，丧失生育能力。

严格地说，哺乳动物的子宫内膜都要按一定周期进行剥离更新。在子宫内膜剥离的时候，都会引起出血。大部分哺乳动物的经血量很少，被身体重新吸收再利用，无须排出体外，比如我们熟悉的猫咪，就是没有月经的。只有人或黑猩猩等灵长类动物和非洲象鼩、蝙蝠等少数动物会将经血排出体外。

为什么人类要排出经血，而不是厉行节约回收再利用？为了满足有高容量大脑的胎儿在子宫内的安居需要，人类的子宫内膜比其他哺乳动物要厚、质地更好，乃至其脱落后无法在短时间内被身体完全吸收。废弃的子宫内膜长时间留在子宫内可能会干扰子宫的正常功能并容易引发感染。因此最便捷的办法就是将其排出体外。

为什么要像月亮的盈亏周期一样，人类的经血按月来？动物有发情期，到了特定的季节才寻偶交配，生育后代。人类不一样，人类的繁育是不受季节性发情期限制的。母亲每个季节的每一天都可以受孕，孩子们的生日，则可以是一年中的任何一天。而不会像我们在自然纪录片里看到的那样，交配季节纷纷求偶，数月后幼崽们一窝蜂地出生。一个月经周期，就是子宫内膜生长脱落的一个轮回，在时间长度上，恰好和月亮的盈亏周期巧合。

月经的存在，归根结底，还是因为人类的婴儿都是发育生物学意义上的早产儿，这是人类作为万物之灵智力高度发育的代价。婴儿难养，不仅外祖母要把绝经后的岁月奉献出来，也呼唤孩子的父亲加入到育儿工作中来。孩子的生母和生父之间要形成长时间的亲密关系，才能在孩子独立生活之前的漫长岁月里合作育儿。这需要一个亲密关系的黏合剂，这就是性，长年累月的性。人类的性，不仅是为了生育，更是为了建立长期稳定的亲密关系。于是有了婚姻和家庭，人类的孩子得以在父亲和母亲的双重呵护，还有祖辈们的隔代呵护下健康成长。

人类女性的子宫一年12个月都做好了怀孕准备，给受精卵备好着床的子宫内膜。但并不是每一场等待都有预期的结果。如果受精卵爽约，作废的子宫内膜排出体外，就成为月经。

## 周期性增厚与脱落的子宫内膜

子宫是位于骨盆腔中央的一个如倒置的梨形的空腔器官。成年人子宫重约50g，长7~8cm，宽4~5cm，厚2~3cm，子宫腔容量约5ml。子宫底两侧的子宫角与输卵管相通。子宫下部的子宫颈，伸入阴道中。

面向子宫腔的子宫内壁，被覆子宫内膜。以朝向宫腔方向为上，子宫内膜上2/3厚度为功能层，靠近子宫壁的下1/3厚度为基底层。功能层在月经周期中生长和脱落。基底层不随月经周期发生变化。基底层的作用如其名字，在月经后再生，修复好子宫内膜创面，并在其上重新生成子宫内膜功能层。

计划没有变化快。当计划跟不上变化的时候，就容易出现紊乱。月经病，子宫内出问题的直接部位是子宫内膜。更年期，子宫内最容易出问题的同样是子宫内膜。这都和子宫内膜的功能层失去了规律性的生长、脱落有关。

每个月经周期的起始点，都是月经来潮。

## 月经周期

在上一轮月经周期中，当次级卵母细胞没有和精子发生艳遇，次级卵母细胞便不再继续分化成卵子，随后退化消失。时刻准备等待着受精卵着床的子宫内膜又遭遇了一次爽约。

然而，子宫内膜却没有立即脱落，而是耐心地等待子宫内的雌激素和孕激素水平降至最低点。降至最低点之后的1~2天内，新一轮月经周期启动。子宫内膜的功能层开始与基底层剥离。经血中作废的子宫内膜被排出体外。

在正常的月经周期中，子宫内膜的功能层与基底层之间，就像撕开单面胶一样完整地剥离，不会留有残余组织，也不会在基底层形成新的出血口。非常神奇的是，尽管不断地被剥离，子宫内膜表面却不会形成瘢痕。月经周期的第2~3天，子宫内膜开始创面修复，一般在48小时后修复完毕。当子宫内膜修复完毕，出血随之自动停止，一般需要3~7天。

**一个小知识点**：描述月经的相关时间都是以经期的第一天为基准，比如月经第5天就是指从见血的那一天开始数的第5天，再比如，停经32天指从上次月经的第一天开始数的第32天。

### 月经周期的前半程：子宫内膜的增殖期

月经结束后，子宫内膜要重新获得功能层。

在雌激素的作用下，子宫内膜开始增殖。随着雌激素水平的升高，子宫内膜的增长速度加快，内膜下面的血管增生，腺体增宽加长，但不执行分泌功能。在月经周期第5~14天，子宫内膜的厚度不断增加。这段时间叫作子宫内膜的增殖期。

### 月经周期的中点：卵巢排卵

接下来，卵巢准备好了，开始排卵。与之对应的是子宫内膜的增殖期结束。此时子宫内膜的厚度达到最厚。这个时间实际是非常短的。

子宫内膜何时达到最厚？近年来，辅助生殖技术的快速发展积累的大量证据表明，在排卵期，子宫内膜达到最厚。而在之前，医学界曾认为子宫内膜在黄体中期最厚。

### 月经周期的后半程：子宫内膜的分泌期

排卵后，子宫内膜进入分泌期，整个分泌期持续14±2天。

现在卵巢的主要任务是分泌孕激素。孕激素要发挥作用了，它要遏制子宫内膜的进一步增长。不再增厚的子宫内膜血管开始扩张、充血，腺体弯曲着将开口朝向宫腔，分泌黏液；同时卵巢继续分泌雌激素。在排卵后的6~7天内，孕激素水平达到了高峰。同时，雌激素水平则达到了本次月经周期中的第二次峰值，这个峰值比排卵前的第一次高峰要低一些。现在准备好的子宫内膜有大约72小时的迎宾时间，欢迎由受精卵发育而来的早期胚胎——胚泡前来着床。

如果胚泡爽约，子宫内膜不会立刻脱落，而是会等到孕激素降低后才脱落。这个时间若以排卵日为起点，通常需要耐心地等足14±2天，子宫内膜功能层才从基底层上剥离，启动下一轮月经周期。


## 不断成熟与闭锁中的卵巢卵泡

月经周期中，卵巢内也上演了一出折子戏，调控着子宫内膜的周期性变化。

卵泡生长实际上远不止在1个月经周期内，从1级卵泡发育到8级卵泡需要跨越3个月经周期。从前一个月经周期的黄体晚期到本个月经周期的卵泡早期，周期性募集悄悄地启动了。卵巢内，之前已经发育到一定阶段的卵泡中，有几个到十几个解除抑制，进入发育状态，卵泡开始合成并分泌雌激素。

当经血排净后，卵泡继续发育，子宫内雌激素水平持续增加。这些卵泡之间进行竞争，大约在月经周期的第7天，优势卵泡脱颖而出，竞争失败的卵泡萎缩，走向闭锁。现在，雌激素主要由优势卵泡分泌，雌激素的水平越来越高，推动着子宫内膜不断变厚，雌激素达到第一个高峰，并且持续48小时以上。发生于月经周期前半程的这段时间，从卵巢的角度叫作卵泡期，对应于子宫内膜的增殖期。

优势卵泡发育得越来越大。卵泡内的初级卵母细胞在LH的刺激下解除之前对第一次减数分裂的抑制，发育成次级卵母细胞，并被释放出来。获得自由的次级卵母细胞到达输卵管后，进行第二次减数分裂，并停留在分裂中期。如果此时遇到精子，则继续减数分裂成为成熟卵子，并与精子结合，成为受精卵。如果没有遇到精子，则停留在次级卵母细胞阶段，并在排卵后12~24小时内退化。卵巢的排卵期，对应于子宫内膜的变化，就是子宫内膜增殖期与分泌期的交界点。

优势卵泡排卵后，卵泡破裂。破裂的卵泡被具有分泌功能的细胞团填充，并生成丰富的毛细血管，颜色变成黄色，被称为黄体。月经周期进入黄体期，相应地，子宫内膜则进入分泌期。黄体细胞大量合成孕激素的同时，继续合成雌激素。大量合成孕激素是黄体期的重要标志。

在黄体期的前半段，孕激素和雌激素大力合作，帮助子宫内膜转化为分泌期，为受孕做准备。在黄体期中期，孕激素达到了月经周期中的高峰，同时雌激素达到了月经周期中的第二个高峰。

如果卵子受孕，则黄体继续增大，成为妊娠黄体。妊娠黄体阻止卵泡的周期性募集，于是月经停止。妊娠黄体分泌雌激素和孕激素，以维持妊娠继续进行。当小生命在子宫着床后，子宫内膜有序凋亡并被子宫重新吸收。胚胎10周大时，新出现的胎盘取代妊娠黄体，成为支持胎儿发育的主要结构。之后妊娠黄体逐步萎缩、消失。若黄体功能不全，会导致不孕、习惯性流产以及胚胎停止发育等。

如果卵子没有受精，黄体大约维持2周，即在排卵14±2天后，转化为无血管的白体，继而溶解。

黄体期的长度相对固定，一般在14±2天，而卵泡期的长度变异度比较大。因此，月经周期的长度主要取决于每位女性的卵泡期长度。

黄体期结束后，此轮月经周期结束。

# 第四章

## 学点医学：小乾坤里的大故事

《易经·说卦传》："乾为天……坤为地……"乾坤是中国古代对世界的一种理解，将乾和坤设立为一组相对的概念：乾为天，坤为地；乾为阳，坤为阴；乾为男，坤为女……

在女性的生殖内分泌系统内，同样存在着一对对互相制约的"小小乾坤"。它们个头虽然小，作用却很大，堪称"小精灵"。这些小精灵就是女性生殖内分泌系统的各种主要激素。这些激素构成一个复杂的网络状调控系统，精准地调度女性生育系统的周期性活动，如周期性的卵巢排卵，周期性的子宫内膜增厚以及脱落，周期性的月经来潮……

这些激素相生相克，既互相依赖，又相互制约，可谓牵一发而动全身。

承担激素合成与分泌重任的内分泌器官，同样小巧玲珑。比如卵巢算是其中的大个头，也只有压成椭圆形的鸡蛋黄那样大。

在医院，医生开检查单、书写病例、写诊断书、开处方、和患者交谈都使用医学术语。如果想要深入了解包括妇科内分泌在内的医学领域，很难避开医学术语。

好的科普能用比喻、讲故事等方式解构一部分医学术语，但"所有的比喻都是蹩脚的"，即使是最贴切的比喻，也只是用一种事物对另一种事物进行拟合，客观上存在着一定的失真度。

如果在一部科普作品中，专业术语完全被比喻替代，那就是另一些主角上演的另一个故事。所以，闺密们，为了让大脑永葆活力，预防阿尔茨海默病，也就是俗称的"老年痴呆"，不妨跟着我们，将熟悉和掌握医学术语、生理过程、病理过程，作为对大脑思维能力和记忆力的一次全面检阅。

如果医学是一棵参天大树，我们不妨试着跳一跳，去够一下垂下的枝杈。只要努力，一定够得着。

这章比较难读懂，有很多医学术语。如果读着实在是觉得困难，也不妨先跳过这一章。或许在阅读完后面的内容，您会觉得不解渴，又愿意回来重新学习这一章。


**欢喜冤家：雌激素与孕激素**


在对子宫内膜的管理上，雌激素和孕激素是一对欢喜冤家，既合作，又对抗。

在子宫内膜的增殖期，雌激素独立负责促进子宫内膜的增殖；

在子宫内膜的分泌期，雌孕激素联手合作，使得子宫内膜转向分泌型内膜，使腺体分泌黏液。

**雌激素小传**

女性体内的天然雌激素主要有E2、雌酮（E1）和雌三醇（E3）。

盛年时期（育龄期）的女性体内雌激素最重要的是E2，这也是人体内活性最高的雌激素，主要来自卵巢，少部分来自外周脂肪和肾上腺。

雌激素是女性的青春激素。

雌激素对女性容貌好，让真皮层变厚，减缓胶原蛋白的降解，使脸色红润皮肤富有弹性。

雌激素对女性身材好，调整脂肪在全身的分布，造就丰乳肥臀小蛮腰。

雌激素在女性身体内是名副其实的位高权重。当女性还是妈妈子宫里的胎儿时，雌激素就开始调控神经系统、心血管系统、骨骼、泌尿系统等多个系统的器官发育了。从青春期起，雌激素除了促进女性生殖道和乳腺的发育、维持女性身材容貌等第二性征，还继续对上述系统发挥重要的调控作用。

人体内的雌激素生物合成有一个重要特点：必须由两种细胞通力合作，而不能由单一细胞独立地大包大揽。在卵巢中，负责雌激素合成的小伙伴是卵泡膜细胞和颗粒细胞。它们不能自行其是，必须听从垂体分泌的两种Gn即LH和FSH的指挥。LH作用于卵泡膜细胞，产生雄激素；FSH 作用于颗粒细胞，促使雄激素转化为雌激素。

雌激素合成的这种特点，使得很多因素都可以参与调节雌激素生物合成，也使得身体的其他器官系统的疾病、情绪、压力、饮食、环境污染间接地影响到女性体内雌激素的水平。继而，可能会引起女性生殖内分泌系统的一系列变化。

E2 是人体内活性最高的雌激素，是育龄期女性体内最主要的雌激素。在检测性激素时，很多医院提供的是一种叫作性激素六项的打包化验，其中检测的雌激素就是 E2。雌酮是绝经后女性体内最主要的雌激素，雌酮的活性远低于 E2。E2 和雌酮可以相互转化。

雌激素作为一个小小的有机分子，如何施展身手？雌激素的路数可多了。

它能溜达着进入细胞内部，这叫作扩散。

进入细胞后，它开始找朋友游戏，寻找雌激素受体。找到后，就拥抱在一起形成"雌激素–受体复合物"。然后让复合物充当引路人，将雌激素带入细胞核。雌激素在细胞核内寻找到有关的基因，然后指挥这些基因进行转录、翻译，合成所需的蛋白质。之后这些蛋白质发挥特定的生理功能。

不仅雌激素这样，孕激素、雄激素也能这样通过细胞内的受体指挥基因去工作。

在直接指挥基因的办法外，雌激素还有几种间接途径，指挥基因去工作，或者让正在工作的基因停止工作。

雌激素还可以绕过基因直接发挥作用。一些没有雌激素受体的细胞仍然可以响应雌激素的召唤。比如一些血管和神经，可以在短短的数秒内就完成雌激素的指令。可能除了经典的核受体途径外，还存在膜受体途径，但目前这个过程究竟是怎样发生的，尚未完全了解。

## 孕激素小传

女性体内产生的天然孕激素叫作孕酮，是在月经周期后半程由黄体产生的，又叫作黄体酮。

在女性一生中，孕酮水平并不是一成不变的。初潮前和绝经后女性体内没有孕酮，在育龄期，女性体内孕酮水平会以月经周期为单位发生周期性的波动，每个月经周期的前半程卵泡期孕酮水平很低，后半程的黄体期孕酮水平高。孕酮的主要作用是保护女性的子宫内膜。在我们的体内，孕激素一般在雌激素的基础上发挥作用，并对抗雌激素，促使子宫内膜由增殖期转化为分泌期。孕激素缺乏会导致子宫内膜过度增殖、增生，甚至癌变。

孕酮的另一个作用，从其名称就可以看出来，与怀孕相关。妊娠时孕酮水平会明显升高，以维持妊娠，避免流产。

在子宫外，孕激素的主要工作地点在乳腺，具体作用是促进乳腺小叶和腺泡生长。这里插一句，雌激素对乳腺也是有作用的，主要是促进乳腺管增生。育龄女性在月经后半程的黄体期，雌激素和孕激素水平都比较高，乳腺管会扩张、充血，乳房间质水肿，所以月经来临前，有些女性乳房会有胀痛感。孕妇体内高浓度的孕激素在较高水平雌激素的配合下，促进乳腺进一步发育，为哺乳婴儿做好准备。

孕酮还参与下丘脑的体温调节，使基础体温在排卵后升高0.3~0.5 ℃。所以，可以采用基础体温测量法，判定是否排卵以及推测排卵日期。由于基础体温的升高幅度并不大，因此需要限制严格的测量条件，以防止因为外在测量条件的变化引起的测量误差。需要在晨醒后、任何事情都不做的情况下，测量口腔中的舌下温度。

孕酮在代谢方面的作用是，促进蛋白质分解以及促使水钠排出。

雌激素、孕激素哪里来？卵巢中来。

卵巢是卵子的家，在盆腔内的左右两侧各有一个。一般每个月经周期中，由一侧的卵巢排出一个成熟的卵细胞。两个卵巢，并不是严格地按照左右交替的顺序隔月排卵。有时，某一侧的卵巢会在2、3个月经周期中连续排卵，再让位给另一侧的卵巢。

激素是有机小分子，承担激素合成与分泌重任的内分泌器官，同样小巧玲珑。比如卵巢作为女性生殖系统的主要内分泌器官，算是其中的大个头，也只有压成椭圆形的鸡蛋黄那样大。卵巢的核心工作是合成并分泌三种性激素：雌激素、孕激素和雄激素。

这三种性激素都来源于胆固醇。其生物合成途径是，胆固醇先转化为孕酮或者孕烯醇酮，然后二者分别通过不同的合成途径，生成雄激素，之后再从雄激素生成雌激素。因此性激素的合成，总体上是孕—雄—雌的合成顺序。所以，孕激素合成不足，势必影响雄激素和雌激素的合成。雄激素合成出现了问题，势必影响雌激素的合成。

除了雌激素、孕激素和雄激素三种性激素，卵巢还会分泌一些多肽类、细胞因子，它们共同促进第二性征和生殖道的发育，为受孕和受精卵着床做准备。此外，它们还会反馈性调节下丘脑－垂体的神经内分泌功能。除了以上3种性激素，卵巢还分泌抑制素（INH），有A、B两种亚型，分别由不同类型的细胞分泌。抑制素主要抑制垂体中FSH的合成与分泌，同时还能抑制下丘脑中促性腺激素释放激素（GnRH）对自身受体的升调节，即不让下丘脑因感受到GnRH水平低，而增加GnRH的合成与分泌。抑制素水平和FSH水平呈负相关，前者越低，后者越高，反之则前者越高，后者越低。女性35岁左右，抑制素B水平开始下降，40岁后加速下降。更年期最早出现的激素改变，就是在月经之前血清中抑制素A的水平降低。

## 欢喜冤家：FSH 与 LH

卵巢不是自说自话地孤立存在的，要受到上级单位的管理。在女性生殖内分泌系统，卵巢的上级单位是脑垂体，更准确地讲，是脑垂体前叶。

垂体分泌的FSH和LH是雌激素和孕激素这一对欢喜冤家的幕后推手：雌激素和孕激素的合成需要FSH和LH携手完成。

垂体位于下丘脑腹侧，是一个芸豆粒大小的器官。成人垂体大小约为$1\times1.3\times0.5cm$，重$0.5\sim0.6g$，妇女妊娠期会稍微长大一点儿。垂体是身体内最复杂的内分泌腺，分泌多种激素，如生长激素、促甲状腺激素、促肾上腺皮质激素、促性腺激素、催产素、催乳素（PRL）等，还能够贮藏并释放下丘脑分泌的抗利尿激素。这些激素对代谢、生长、发育和生殖等有重要作用。

在垂体分泌的多种激素中，有两种Gn：FSH和LH。垂体中的促性腺细胞同时具有分泌这两种激素的潜能，却只能选择分泌FSH或者LH中的一种。一旦选边站就要从一而终，不得中途变卦改换门庭去分泌另一种激素。

在前一次月经周期的黄体萎缩后，雌、孕激素和抑制素A水平降至最低，通过一系列的反馈机制，使垂体FSH增加，从而推动卵泡发育，卵泡膜的雌激素分泌量开始大幅度增加。月经周期进入卵泡期，以子宫内膜来看则对应为增殖期。

随着雌激素逐渐增加，雌激素对下丘脑的负反馈增强，抑制下丘脑GnRH的分泌。同时在抑制素B的作用下，垂体FSH分泌减少。随着卵泡逐渐发育，在卵泡期晚期，接近成熟时卵泡分泌的雌激素达到200pg/ml并持续48小时以上，即对下丘脑和垂体产生正反馈，LH和FSH分泌增加。当血液中LH达到峰值，LH抑制卵丘与卵巢壁之间连接蛋白的表达。之前优势卵泡形成的卵丘，挣脱了卵巢壁的束缚并膨胀起来，开始排卵。

排卵后循环中的LH和FSH均急剧下降。在少量LH和FSH作用下，破裂的卵泡周围，毛细血管和成纤维细胞开始增殖并渗透，在原来的卵泡位置开始重建，成为黄体，开始分泌孕激素。月经周期进入黄体期，子宫内膜进入分泌期。

在黄体期的最后4~5天，黄体开始溶解，导致孕激素和雌激素水平急速下降。在最后1~2天，雌激素和孕激素水平降至最低，垂体启动FSH的分泌，新一轮的卵泡周期性募集静悄悄地开始了。失去了雌激素支持的子宫内膜难以为继，功能层开始从基底层剥离，月经来潮，新的一轮月经周期开始了。

在女性的一生中各阶段，FSH和LH表现大不相同。12周大的女性胎儿垂体前叶开始分泌FSH和LH。在母亲妊娠中期，女性胎儿分泌的FSH和LH逐步增加并达到峰值，在妊娠最后3个月，LH和FSH的分泌量逐渐减少。女性出生后到青春期前，LH和FSH一直维持在较低的水平。

进入青春期后，LH和FSH的分泌量开始增加，最开始仅表现为夜间分泌增加，此后白天分泌也逐渐增加。

绝经后，由于失去雌激素和孕激素的负反馈调节，LH和FSH持续处于高水平状态。


## 激素司令部下丘脑里的"电报"信号

周期性，是女性生殖系统的主要特征。女性生殖系统这种如月亮盈亏一样的周期性，时刻离不开中枢神经系统的掌控。

这个调控工作主要由下丘脑-垂体-卵巢轴（H-P-O axis）执

行，即下丘脑、垂体、卵巢之间相互调节的神经内分泌系统。由下丘脑产生的GnRH，是月经周期的第一推动力，指导垂体中促性腺激素细胞进行工作。此外，大脑高级中枢，以及激活素－抑制素－卵泡抑制素系统也对此施加影响。这可以一定程度解释，更年期综合征为何是身心疾病。

下丘脑位于丘脑的下部，重量仅4克，是神经内分泌的高级中枢，通过控制自主神经和植物神经功能调节内脏活动。下丘脑的损伤会导致摄食、饮水、性行为、打斗、体温调节和活动水平等动机行为方面的异常。

下丘脑弓状核等处的一些神经元具有神经内分泌功能，能分泌多种神经激素，堪称激素司令部。这些神经激素在大脑内经过特定的血液循环途径，到达脑垂体中各自的激素分泌细胞。接下来，垂体按指令合成相应的激素，指导内分泌腺体以及具有内分泌功能的器官分泌功能性激素，指导组织器官的生理行为。

下丘脑分泌的GnRH的半衰期仅有2~4分钟，释放后，就迅速被肝脏和肾脏降解失活。GnRH如何在这么短的时间内发挥作用？

聪明的GnRH找到了好办法。它像谍战剧里"嘀嘀嗒""嘀嗒嗒"的电报机一样，以脉冲释放的形式，向垂体中的促性腺激素细胞传达指令。GnRH分泌的频率和幅度不同，指令的内容不同。GnRH的脉冲频率越快，越有助于LH的分泌；GnRH分泌的频率较慢时，则有利于FSH的分泌。很多激素都采用这种电报机式模式，以特定的频率和振幅作为特定的指令，指导下级细胞完成指定的生理功能。

GnRH在月经周期的不同阶段，其脉冲式释放的频率和幅度都不一样，垂体按照指令严格行动，或分泌FSH，或分泌LH，或者同时分泌FSH和LH，精准地调节卵巢中雌激素和孕激素的分泌，继而实现对月经周期的严密调控。

下丘脑中的GnRH分泌细胞时刻监测着血液中雌激素的含量。当雌激素含量过高时，会抑制分泌GnRH。当雌激素含量过低时，又会促进GnRH的分泌。

月经来临的前两天，由于卵巢黄体退化，雌激素、孕激素以及抑制素A的水平降至最低，下丘脑分泌的GnRH以较缓的脉冲频率小幅度地释放，直接督促垂体启动FSH的分泌，此时GnRH不刺激LH的分泌。

在新的月经周期开始后，GnRH通过促进FSH合成间接督促卵巢产生雌激素，月经周期进入卵泡期。

在卵泡期晚期，GnRH改变了"电报密码"，释放的频率和幅度有所增加，LH开始分泌，LH/FSH比值增高。之后，GnRH继续推动LH和FSH分泌量增高，优势卵泡分泌的雌激素水平不断升高。当血液循环中的雌激素水平达到并连续48小时维持在200pg/ml的高水平，下丘脑GnRH分泌细胞以正向反馈响应雌激素水平，GnRH大量释放，继而脑垂体中的LH大量释放，血液循环中的LH达到峰值，卵巢排卵。

排卵后，下丘脑分泌GnRH频率减低、幅度增加，这是督促垂体分泌LH的信号，于是LH合成分泌增加，卵巢中孕激素分泌增加。

在月经来潮的前两天，下丘脑侦测到雌激素水平的下降，启动GnRH的低频小幅度分泌，刺激垂体分泌FSH，卵巢内新一轮的卵泡募集开始启动，卵泡开始发育。

目前关于GnRH如何精准地发挥生理功能，科学界只掌握了基本框架，很多过程细节尚有待了解。近年来认为GnRH神经元上没有直接的雌激素受体，不能直接接受雌激素的反馈。在下丘脑存在KNDy神经元（发音与糖果的英文candy相同，科学家们可谓童心未泯），KNDy神经元指挥GnRH神经元，可以认为是GnRH神经元的上级。KNDy神经元上存在雌激素受体，可以接受雌激素的反馈。这样把生殖内分泌的调控机制又往上推进了一大步。

下丘脑GnRH的分泌受到中枢神经系统的调节和大脑内多种神经递质的调节。所以，情绪、压力、身体健康状况、感染状况，很多因素都可以影响到月经周期。

女性的神经内分泌调控非常复杂，是一个大的网络。比如PRL水平会影响排卵和雌孕激素分泌，具体机制是，PRL水平上升，由于下丘脑分泌的催乳素抑制因子（PIF）升高，导致GnRH的分泌受到抑制，促性腺激素FSH和LH水平下降，表现为女性闭经泌乳综合征，出现闭经、泌乳、不孕、头疼等症状。

在女性的一生中，GnRH的分泌是一个U形曲线。胎儿期，GnRH的脉冲频率为60分钟一次，出生后，频率和幅度逐渐减低。在整个儿童期，GnRH的频率和幅度都很低。进入青春期后，GnRH释放频率逐步增加，先是夜间释放活跃，继而昼夜释放都很活跃，成年人的周期性释放模式逐步形成。产后哺乳期，GnRH分泌被抑制。到了更年期后，由于卵巢抑制素、雌激素水平下降，GnRH分泌频率有所增加。

## 闺密问答

### GnRH 在临床上有什么应用？

在临床上采用的 GnRH 药物，多是 GnRH 激动剂（GnRHa），是人工合成的十肽类化合物，具有与 GnRH 相似的结构，但对 GnRH 受体（GnRHR）的亲和力比天然 GnRH 高 50~100 倍，并且不易降解。

正常情况下，下丘脑分泌的 GnRH 可刺激垂体分泌 FSH 和 LH，进而刺激卵巢分泌性激素，构成下丘脑－垂体－卵巢调节系统。由于 GnRH-a 与受体的亲和性远高于 GnRH，因此，当外源性 GnRHa 占据了垂体的 GnRH 受体后，起到耗竭 GnRH 受体的作用，从而抑制垂体分泌 FSH 和 LH，相应地抑制卵巢分泌雌孕激素，人为造成类似绝经后的低雌激素状态。临床上常常将 GnRHa 应用来治疗子宫内膜异位症或子宫腺肌病等与雌激素有关的疾病。通过降低雌激素水平从而实现疾病的治疗。

首次给药初期，GnRHa 跟受体结合后有短暂刺激 FSH

和 LH 升高的作用，从而使卵巢分泌激素短暂升高，可能会观察到出血的情况。这种效应被称为"点火效应"（flare up 效应），一般持续 2 周。

本品属于处方类药物，必须有严格的医生处方，普通人不可以随意使用。

## 克制是合作的前提，约束是友好的开始

激素的名字看起来都是啰啰唆唆一长串，读起来很拗口，但是每个激素的功能，都在名字上体现出来了。让我们拿手术刀把 GnRH 这个名字解剖一下，Gn 是垂体分泌的一类激素，Gn 释放激素的作用，就是告诉脑垂体，"垂体小朋友，你该把 Gn 释放到血液中去了！"当然 GnRH 不仅能够促进 Gn 释放，还能促进 Gn 合成。

按照这样的激素名称解读方法，我们可以解读出下丘脑分泌出来的其他激素的功能。如，PIF 抑制 PRL 分泌；促甲状腺激素释放激素（TRH）命令垂体释放促甲状腺激素，促甲状腺激素再命令甲状腺分泌甲状腺激素；促肾上腺皮质激素释放激素（CRH）命令垂体释放促肾上腺皮质激素，然后促肾上腺皮质激素作用到肾上腺上，再促进肾上腺分泌肾上腺皮质激素；生长激素释放抑制激素，不许脑垂体释放生长激素；生长激素释放激素（GHRH）命令脑垂体释放生长激素。

最好和每种激素后面的英文缩写混个脸熟，因为它们有时会出现在您的化验单上。

内分泌系统的活动如同一场实时上演的多主角、多情节、多场景的连续剧。GnRH、FSH、LH、雌激素和孕激素，以及雄激素此起彼伏，或者你方唱罢我登场，或者同台献艺，彼此或压制或鼓励，由此构成一环扣一环的调控网络，使月经周而复始地规律性地出现。

各种激素相处之道在于，在合适的时间、合适的器官组织出现，执行合适的功能，且彼此呼应。所有的激素都不是自由的。克制是合作的前提，约束才是友好的开始，内分泌系统的每一种激素都配备着一个认真负责的"监管团队"。以GnRH为例，GnRH看似手眼通天，但也不能为所欲为，其分泌受到很多因素的调控。

当血液循环中FSH和LH含量过高时，则会抑制GnRH的分泌，这是负反馈。

雌激素既可以促进GnRH的分泌，也可以抑制GnRH的分泌。排卵前少量的孕激素可以放大雌激素的正反馈效应，黄体期高浓度的孕激素则抑制GnRH的分泌，从而对垂体LH和FSH的分泌起到负反馈调节。

而在全身范围内，包括基底前脑、嗅结节、海马、视网膜在内的中枢神经系统，含多巴胺、去甲肾上腺素、5-羟色胺、谷氨酸、内源性阿片在内的多种神经递质都参与到GnRH的分泌调控中。

以上构成了GnRH的他律，由"他人"监督其合成分泌。

分泌GnRH的神经元细胞膜上也有GnRH受体，这构成了GnRH的自律，自我约束合成分泌。

他律和自律构成了对GnRH的"监管团队"。如此，我们才能健康无虞。

## 更年期的性激素变化

往平静的水面扔一个小石子，荡起一波波的涟漪，一圈圈地向外扩散。

更年期时，以下丘脑–垂体–卵巢轴为核心的女性神经内分泌系统中，卵巢衰退是引发更年期代谢变化和临床症状的主要原因，卵巢衰退就是这个小石子，引发女性内分泌系统一波波的涟漪。

更年，更年，一切都在变更中……

### 孕激素是更年期首先缺乏的性激素

女性的卵泡数量从37岁左右开始加速下降。同时，硕果仅存的卵泡对垂体分泌的促性腺激素FSH和LH的敏感性下降，抵抗性逐步增加，很难发育成熟为优势卵泡，导致出现无排卵月经。孕酮是排卵的产物。无排卵，则无黄体生成，继而没有孕酮分泌。

随着更年期的推进，卵巢功能进一步衰退，月经周期中有排卵周期越来越少，无排卵周期越来越多，直至完全无排卵，因此孕激素也会越来越少。

想象一下，月经周期中如果孕激素缺席，会怎样？

由于无排卵，子宫内膜不能转化为分泌期，子宫内膜会不受节制地一直增厚，同时基底层会产生更多的螺旋动脉来为加厚的子宫内膜提供营养。

不受节制增厚的子宫内膜功能层，要靠高水平的雌激素来维持。如果雌激素水平下降，或者雌激素水平虽然一直在增高，但没有高到足以维持增厚的功能层，则当厚重的功能层难以为继时，就会从基底层剥落下来。前者叫作雌激素撤退出血，后者叫作雌激素突破出血。

当增厚的子宫内膜层从基底层剥离时，牵扯到更多的血管，往往会造成子宫异常出血，且很有可能是大出血，非常危险。

更年期缺乏孕激素的另一个后果是，子宫内膜长期在单一的雌激素作用下，可能会引起子宫内膜不典型增生或子宫内膜癌。而大部分子宫内膜癌，本质上可视为内分泌疾病，一种与孕激素长期缺乏相关的内分泌疾病。

### 更年期雌激素从忽高忽低到波动性降低

更年期卵巢的变化，引发下丘脑 – 垂体 – 卵巢轴活动规律改变。

更年期早期，垂体分泌FSH的水平不断增加，但LH仍保持正常水平。在升高的 FSH 过度刺激下，卵巢中各种卵泡发育状态混乱地并存，各自分泌 E2。

因此在更年期早期，有时雌激素的高峰水平并不低于甚至可能高于育龄期月经周期同期水平。当杂乱的卵泡发育纷纷停止时，雌激素水平又会陡然下降，远远低于育龄期月经周期同期水平。上述两个过程无规律地交替出现，导致绝经前雌激素分泌水平有一段时间呈现无序化的高低起伏，但通常 E2 的浓度仍相对较高。

随着更年期的进展，卵巢进一步衰退，更多的卵泡走向闭锁，雌激素下降速度增快，高峰期不再出现，直至卵泡基本耗尽，雌激素水平持续低下，继而月经终止，绝经完成。

绝经后 1~2 年之内，雌激素水平急剧下降，通常在绝经 2 年后雌激素水平在低位维持稳定。

绝经后，女性体内雌激素的成分和来源都改变了，以肾上腺分泌的雄激素转化而来的雌酮为主。雌酮的生理效应是 E2 的十分之一。其中一部分雌酮会转化为 E2。绝经后，并不是体内完全没有 E2，只是水平很低。E3 是 E2 和雌酮的共同代谢产物，活性比雌酮更低，并且具有组织选择性，主要作用地点是阴道黏膜。

由于身体很多器官组织都存在雌激素受体，以 E2 为主的雌激素水平的忽高忽低以及水平下降，会导致身体多个器官以及系统功能失调，导致更年期综合征的发生。而随着更年期逐步进展，身体逐步适应了 E2 的替代者雌酮，各种不适症状又开始渐渐消退。

### 更年期女性体内的雄激素逐渐降低

女性体内产生的雄激素主要包括睾酮和雄烯二酮、脱氢表雄酮等。睾酮是女性血循环中活性最高的雄激素，由雄烯二酮转化而来。雄激素一方面可以促进卵泡发育中竞争失败的非优势卵泡走向闭锁，另一方面可以提升女性性欲。

女性雄激素主要来自肾上腺，卵巢也分泌少量雄激素，卵巢的衰退会导致雄激素分泌改变，但影响不大。雌激素、孕激素水平和卵巢功能高度相关，而雄激素水平则主要和年龄相关。

在围绝经期和绝经后早期，由于 Gn 水平增加，促进卵巢间质合成的睾酮实际上有所增加；并且雌激素水平降低，导致性激素结合蛋白水平降低，使得游离雄激素占比增加，因此在围绝经期有部分女性甚至会表现为雄激素相对过多。之后，随着年龄进一步增长，雄激素的总体分泌逐渐降低，在老年阶段会更为突出。


## 更年期其他激素变化


### 甲状腺

甲状腺是人体最大的内分泌腺体，合成与分泌甲状腺素（T4）和三碘甲状腺原氨酸（T3）等甲状腺激素。

甲状腺是非常重要的内分泌腺体，不仅调节蛋白质、脂肪、糖类三大类物质的代谢和水盐代谢，还能加强心肌收缩、增加组织耗氧量、促进身体产热以及促进身体生长发育。同时女性体内卵细胞的成熟，也需要一定的甲状腺激素浓度。

甲状腺激素系统发生异常时，不论是甲状腺功能亢进，还是甲状腺功能低下，都会影响生育功能，导致女性不孕，或者容易发生流产。甲状腺激素系统异常时常常会有月经异常，可能是月经过多也可能是月经过少，可能是月经频发也可能是月经稀发甚至闭经。

更年期中，女性下丘脑－垂体－卵巢轴的内分泌调节功能紊乱，也会影响到甲状腺，导致甲状腺疾病的发病率有所升高。更年期的一些症状，如烦躁、不安、焦虑、易激动、阵发性出汗、心慌、面红等，与甲亢的症状相似。如果出现这类严重症状，要首先排除甲状腺疾病。甲状腺疾病本身也是高发疾病，女性更年期又是甲状腺疾病高发阶段。因此当这个年龄段的女性出现这些症状时，不要想当然地认为就是更年期，还要想到可能是甲状腺疾病惹的祸。

人生后半程，甲状腺的形态与功能都会发生衰退。随着年龄的增长，甲状腺会出现纤维化、细胞浸润、滤泡变化和结节生成。老年女性会感觉性欲降低、怕冷、无力。甲状腺功能检查可发现下丘脑－垂体－甲状腺轴各部分的反应性降低，甲状腺素总水平有轻度降低。

### 肾上腺

肾上腺是一个重要的内分泌腺体，分泌糖皮质激素、盐皮质激素和雄激素三大类激素，还会将一部分雄激素转化为雌激素。

肾上腺的功能非常重要，除了调节蛋白质、脂肪、糖类3大类物质的代谢外，对心血管系统、肺脏、胃肠道、肝脏、骨骼、肌肉、血液系统以及中枢神经系统都发挥着极其重要的作用。

肾上腺对女性生殖系统也有直接影响。育龄期女性心情紧张，处于应激状态时，原本正常的月经周期会紊乱。长期处于紧张应激状态的女性，月经初潮会推迟、经前期综合征症状严重、月经周期中黄体期黄体功能缺陷、月经量减少、稀发甚至闭经。孕妇容易发生流产。

女性在更年期早期，肾上腺皮质功能变化不明显。肾上腺功能的衰退与年龄增长更密切。


## 如何知道卵巢在衰老

女性更年，妈心不止。

现在国家放开二孩、三孩，"70后""80后"心动。能否成功行动，要评估卵巢提供健康且能成功怀孕受精的卵细胞的能力，这叫作卵巢储备功能评估，既要评估卵细胞的数量，也要评估卵细胞的质量。

评价卵巢储备功能的方法有：年龄、血液化验、超声检查。血液化验指标包括性激素六项、抗米勒管激素（AMH）、抑制素B。抑制素B在临床上的应用还比较少，因此在这里略过不提。下面我们逐一看看这些指标。

### 年龄

大家不要小看年龄这个指标。虽然医生们一直在努力寻找能够准确预测生育能力的指标，但截至目前，年龄仍是很重要的预测卵巢功能的指标。年龄增长，卵巢储备功能下降，这是无法逆转的事实。大家都不可能逆转时间的齿轮。

### 性激素六项

血液化验中，性激素六项是常用的指标，而且现在大部分医院甚至是小诊所也已经可以检测。在性激素六项中，用来评价卵巢储备功能最主要指标的是 FSH 和 E2。FSH 和 E2 在月经周期中高低起伏变化非常大，需要约定评价时间，在来月经的第 2~4 天抽血。

如果 FSH 升高，代表卵巢储备功能下降。如何理解卵巢功能下降时 FSH 升高？FSH 由垂体分泌，主要作用是指挥卵巢工作。卵巢功能正常时，FSH 只需要比较低的水平就可以使卵巢正常工作。在卵巢功能减退的初期，FSH 升高才能使卵巢工作，这时月经还能正常来潮。当卵巢功能进一步减退时，即使 FSH 很高卵巢也不再有反应，表现为月经停止。

卵巢功能正常时 FSH 通常在 10mIU/ml 以下；当 FSH 升高到 15mIU/ml 以上，提示卵巢储备功能已经明显下降，受孕机会很小；当 FSH 超过 40mIU/ml 时，提示卵巢功能衰竭。

大家常有一个误区，以为女性的雌激素越高会代表卵巢储备功能越好，事实上，在月经的第2~4天雌激素是不应该高的。如果这时候雌激素升高，反而代表了卵巢储备功能已经下降。当然，到了卵巢功能彻底衰竭时，E2又会降得很低。

### AMH

近年来，AMH作为一种方便的血液检测指标，常用来评估卵巢储备功能。当AMH降低时，提示卵巢功能储备不良。因采用的检测试剂盒不同，正常值会有差异，通常低于1时需要警惕卵巢储备不良。

咦！米勒氏管在身体哪个部位，怎么从来没听说过？

米勒氏管只存在于我们的胚胎早期。哺乳动物在胚胎早期，雌、雄两性都准备了两套原始生殖管道，一对叫作中肾管，一对叫作副中肾管。副中肾管的另一个名字是米勒氏管。由于AMH的作用，在男女两性胎儿中，这两套原始生殖管道的命运大相径庭。

在男性胎儿体内，7周大时，就开始分泌AMH，抑制米勒氏管发育为输卵管、子宫和阴道上段。于是，米勒氏管退化，中肾管发育成男性生殖管道。AMH在男婴出生后4~12个月达到高峰，青春期后迅速减少。

在女性胎儿体内，32周大时，卵巢中初级卵泡的颗粒细胞才开始分泌AMH，比男性胎儿晚了25周。在此之前，没有受到AMH抑制的米勒氏管不受阻拦地发育为输卵管、子宫和阴道上段，初具女性生殖管道的雏形。而中肾管则自惭形秽，被迫退化。

AMH是在Y染色体上的性别决定基因SRY、雌激素和雄激素之外，决定男女胎儿的生殖发育分道扬镳的重要因素。

　　AMH在卵泡发育过程中扮演着重要的调节作用。在卵泡的起始募集阶段，始基卵泡发育成初级和次级卵泡后，初级卵泡和次级卵泡开始持续分泌AMH，直到窦卵泡阶段才停止分泌。之前我们介绍过，卵巢中的始基卵泡的数目是有限的。为了保证从青春期到更年期的几十年中，尽可能在每个月经周期中，都有卵子可排，始基卵泡要节约着用，不能被持续地募集。AMH的工作就是阻止休眠卵泡池中的始基卵泡被持续地募集，确保其大部分在休眠。

　　女性婴儿出生时，血清中AMH水平较低，18~25岁AMH水平达到最高，之后随着年龄增长逐渐下降，36岁后AMH水平显著下降，有研究发现，在绝经前5~6年，AMH就检测不到了。因此有人提出，用AMH预测绝经年龄。

　　由于AMH主要由生长中的卵泡分泌，因此，其水平高低，也代表着卵巢内卵泡的数量和状态，所以可作为卵巢储备指标。卵巢功能储备下降时，AMH降低早于FSH升高。因此AMH是更敏感地评估卵巢储备下降的指标。年龄大于35岁、尝试怀孕半年未果或因癌症治疗或卵巢手术史等原因可能导致卵巢储备降低的高风险女性，建议进行此项检查。

　　AMH水平不受月经周期影响，可以在月经周期任一天检查，这是它的方便之处，也是这项指标的优势之一。

　　但是AMH也有缺陷。

从32周大的胎儿开始分泌AMH直到出生，以及出生后到绝经期，每个人的始基卵泡数量，个体差异很大，因此同一年龄段女性的AMH水平，若横向比较，会发现数字上下起伏，波动空间很大。但是同一女性不同年龄段的AMH水平，则随年龄增长而显著降低。AMH结果差并不意味着无法受孕，还需结合年龄等其他指标。

AMH的另一个局限性在于这项指标的检测本身还不够成熟，不同检测方法之间的一致性还不能保证，能够开展这项检测的医疗机构也不够普遍。

### 超声指标

超声在临床中的应用越来越广泛，无创、价格较低都是其优势。在评估卵巢储备功能时主要是用窦卵泡计数（AFC），医生通过阴道B超直接查看生长中的卵泡数目，来判断卵巢功能。这项方法会受超声设备和观察者主观计数的限制，有时会产生较大的偏差。卵巢本身的大小也是重要的参考指标。

在评估卵巢储备功能时，单一指标可能都存在一定的局限性，建议结合年龄、性激素、AMH以及超声的窦卵泡计数综合评价。

是否卵巢储备功能好就一定能生育呢？远远不是！决定生育的环节很多，卵子和精子的质量、受精卵生长的环境等等都需要考虑。仅就卵子而言，卵巢的储备功能评估主要是从卵泡的数量来评价，而卵泡的质量其实很难准确评价。更年期女性的卵泡不仅数量减少，质量也是明显减退的。更年期即使怀上了，也容易流产；即使怀到孩子生出来，高龄分娩的孩子畸形儿概率也明显增加。从女性身体机能而言，不可否认，更年期已经不是最适合孕育孩子的阶段了。从这个角度看，更年期怀不上本身也是对女性身体的一个保护。

# 第五章

## 更年期的月经异常

月有阴晴圆缺。从青春期到绝经前，女性的子宫内膜也像月亮的周期一样，经历生长增厚、脱落、再生长增厚、再脱落的过程，形成了周期性的月经来潮。月经是女性受孕的晴雨表，更是反映女性生殖系统健康情况的"温度计"。

在绝经前一段时间，月经周期会出现一定程度的变化，同时伴有经期时长、月经量的变化，这是更年期来临的信号。有些月经改变是卵巢功能衰退的后果，可以视为正常；有些月经改变则意味着子宫或卵巢出现了病变，甚至身体其他系统存在紊乱或者疾病。

如何从更年期的各种月经改变中识别出有器质性病变的月经异常，这非常重要。

通俗地讲，这些器质性病因就是真的有病了，是必须引起重视的。因更年期排卵障碍、相关内分泌异常导致的异常子宫出血，如果长期不治疗，也可能会从内分泌失调衍变为器质性疾病，变为子宫内膜不典型增生或子宫内膜癌，引起严重后果。

因此，一旦更年期发生月经改变，我们就要足够重视，顺藤摸瓜，尽早发现子宫和卵巢等处的器质性病变，及时处理，好好管理，避免给身体带来巨大伤害。

## 周期改变很重要

更年期的月经消退有规律可循吗？

医学界曾经试图总结出女性更年期月经变化的类型，以便女性朋友对照参考。无奈模型越总结越多，从最初的8种到后来超过100种，仍无法覆盖所有女性的月经变化。著名的TREMIN女性健康研究项目认为，更年期几乎不存在有序的、循序渐进的月经变化。

在月经消退的漫长过程中，月经的四项指标都可能发生改变。月经周期失去规律性，或延长或缩短，经期天数或增加或减少，经血量或大或小，甚至会有不规则出血。在卵巢功能衰退的早期，很多女性会有月经周期先缩短后延长的体验。

对于一名原来月经规律、总是28天来一次月经的40岁以上女性来说，如果发生了月经周期持续缩短，变为25天来一次、22天来一次……虽然没有达到进入围绝经期的诊断标准，但也提示了卵巢功能出现明显下降的趋势。也有可能随着卵巢功能进一步衰退，月经周期逐渐延长，经常拖延到35天以上，慢慢地就没有月经了。也有部分女性周期时而长、时而短，极不规律。在更年期晚期，还会出现跳跃性的月经周期，由于中间的月经周期消失，两个周期可相隔60天以上。只有个别女性月经像踩了急刹车一样，直接从有规律的状态戛然而止。

所以，一定要记得建立月经小档案。

## 闺密心得

按照女性生殖衰老分期系统——STRAW+10分期系统，将相邻月经周期长度变化≥7天视为一次月经周期改变。在10个月经周期内，这种周期改变发生2次以上，就认为进入绝经过渡期早期。所以月经周期改变是进入绝经过渡期的黄金标准。

STRAW+10分期标准适用于大多数女性，但不适用于多囊卵巢综合征、早发性卵巢功能不全、子宫内膜切除、子宫切除、慢性疾病以及化疗影响了卵巢功能的女性。具有上述身体状况的女性经常出现月经稀发或闭经，和围绝经期的月经改变很难做出区分。想要判断这些女性是否进入围绝经期，就需要借助性激素化验。

## 血多血少都不好

关注月经，不仅要关注月经周期，也要关注经血量。月经过少、月经过多都是月经异常。

经血量通常在20~60ml。每个周期月经量小于5ml叫作月经过少，超过80ml叫作月经过多。

实际上我们很难直接准确判断经量的体积，一般只能根据症状来判断。学术界也越来越重视症状和患者的主观体验。

那么，如何判断月经过少或过多呢？如果月经稀稀拉拉，与自己之前的月经量相比明显减少，就可以提示月经过少。过度节食减肥，作息不规律，心情抑郁，没有正常排卵，人工流产或其他宫腔操作引起宫腔粘连、子宫内膜受损都是月经过少的常见原因。还有一些疾病，比如高催乳素血症、甲状腺功能异常、结核感染引起的子宫内膜受损，也会引起月经过少。有些女性的月经过少则可能是卵巢功能减退引起的。月经过少容易被女性朋友们忽视。如果出现月经过少现象，还是有必要去医院请医生帮助全面排查，寻找病因。盆腔彩超、性激素六项和甲状腺功能测定可能有所帮助。

如果经血经常外渗，必须特别频繁地更换卫生巾，甚至夜晚也要更换数次卫生巾，则可能是月经过多。

有些女性以为月经量大，就是生育功能强大，甚至是排毒养生，这种认知是错误的。经量过多会引起贫血、抵抗力下降，本身就是对身体的伤害。

有的女性认为更年期月经变化是正常现象，所以不管不顾，听之任之。殊不知，与其他年龄段的女性相比，更年期女性异常子宫出血的器质性疾病病因也不少，子宫肌瘤、子宫肌腺症、子宫内膜息肉、子宫内膜不典型增生乃至子宫内膜癌，都是常见的引起更年期异常子宫出血的器质性病因。

更年期的月经本来就神出鬼没的，在变化中发现异常，对于非医学专业人士来说何其难哉。请看病例。

I女士。她就诊时50岁，之前月经一直很规律，28天一次，一次四五天。3个月前，月经推迟20多天，血量不大，时有时无，持续了一个多月都没有干净。她去当地医院就医，医生给开了活血化瘀的中成药，服用后，血量大幅度增加，并且出现了大血块。20天后又在当地就医。化验结果为血色素9.8g/dL，属于轻度贫血。性激素检查符合更年期的改变，排除了怀孕可能。在出血情况下做的B超显示，子宫内膜为11mm。当地医院诊断为异常子宫出血，建议做刮宫术。I女士恐惧刮宫，拒绝了医生的建议，于3天后来到我们医院就诊。

诊断结果：异常子宫出血。

治疗建议：采用孕激素治疗，同时服用铁剂补充血色素；为了减少出血量，服用对症的止血药。

## 闺密心得

I女士是典型的更年期阶段因卵巢功能衰退、没有正常排卵引起的异常子宫出血。

为何没采用诊断性刮宫？我们主要是考虑到之前月经一直规律，不规律的时长只有3个月，总病程还不太长，据此估计内膜已经发生器质性病变的可能性不太大，贫血不太严重，B超也没发现器质性的占位性病变，可以先采用孕激素后半周期疗法，进行保守治疗。

妇科内分泌的治疗理念，不是踩急刹车，而是通过有序的内分泌管理达到治疗疾病的目的。如果治疗有效，可以帮助验证确为内分泌失调引起的异常出血；如果治疗无效，则需要逆向思维，分析内分泌失调的诊断是否有误。如果正规的内分泌治疗无效，就需要及时进行诊断性刮宫等手术性治疗。

女性进入围绝经期后，月经周期不规律，月经量时多时少，经期或长或短。当经血量少又延绵多日不干净时，很多女性会误以为等等就能好，殊不知，淋漓不净的后续往往是大出血，轻则贫血、头晕乏力，重则晕倒休克，必须去急诊紧急处理。而且子宫内膜癌、宫颈癌等恶性疾病发生时，月经的突出变化就是经期延长、淋漓不净。

什么时候需要就诊、什么时候可以先观察看看？这确实很难把握。大致建议参考以下这些原则：

**什么时候最需要去医院，一刻都不能等？**出现急性大出血，出血量已经明显超过了平常的月经量，甚至造成头晕、晕倒、休克时，一定要立即去医院。

**什么时候应尽快去医院，但没必要深更半夜去急诊，1~2天内去就行？**如果月经出血时间明显延长，比如已经延续10天了，仍旧出血不干净，哪怕出血量不多，也应尽快去医院。

**什么时候可以在家继续观察？**月经周期长度出现了紊乱，比如四五十天，甚至更长时间来一次，但每次经血在7~8天之内自动停止，并且跟前次月经相比是循序的变化，这时可以在家里继续观察。但如果超过两三个月，还是建议及时就诊。

因此，判断去医院紧急程度的顺序是急性大出血、慢性出血超过10天且不见停止的迹象。如果经血在7~8天内能自动终止，则暂时不用去医院。

如果在出血的时候还伴有其他情况，比如肚子痛、发热等，也不可拖延，需要立即去医院就诊。

说了这么多，或许您还是觉得很难判断。如果觉得没有把握，那还是去趟医院，请医生帮您把把关吧。

在我的临床诊疗过程中，常常碰到部分女性会存有这样的想法：经期期间不去医院，等月经干净再就诊吧；或者去了医院也不愿意让医生检查身体，担心弄脏检查床，或者羞于做经期检查。这些想法都是要不得的！经期过长时必须及时就诊，而且不要忽略查体的意义。


## 孕激素出面止血

45岁的J女士3年前被一场子宫出血困扰住了。没有诱因，月经持续了十几天，还不见停止迹象。当地医院为她做了诊断性刮宫，病理结果显示正常。之后她谨遵医嘱用药，用药期间月经规律。之后她决定停掉药，然而停药后就没有月经来潮。在停经3个月后，她换了中药，月经能来潮了，但非常紊乱，最短15天、最长3个月来一次，出血时间最短7天、最长15天，同时经血量增加。当地医生建议继续服用黄体酮软胶囊，但出于种种原因，她并没有继续接受治疗。

J女士百般无奈地来我们医院就诊。给予口服孕激素后，出血停止。停药后，如期出现撤退性出血，6天干净，其中两天量较多，并伴有腹痛、腰痛。

诊断结果：异常子宫出血。

对于急性异常子宫出血，可以采用口服或者注射孕激素的方法促使子宫内膜从增殖期转入分泌期。停药后，孕激素水平突然降低，从而实现子宫内膜功能层的同步完整剥离，发生类似正常月经样的出血，这也被称为"药物性刮宫"。这是针对无排卵引起的异常子宫出血，治标又治本的首选办法。如果只服用止血药强行止血，并没有消除缺乏孕激素这个引起出血的原因，只治标未治本。

在急性期止住异常出血后，如果病因未除，停药后多数情况下会复发，因此需要进行长期治疗。如果只是月经紊乱，如前面的J女性，那么建议定期在月经周期的后半程人为地补充孕激素，为子宫内膜营造正常的激素环境，达到既治疗异常子宫出血，又保护子宫内膜的目的。用药时间应与黄体期时间相当，至少连续应用10天。

另一种治疗办法是采用宫内激素避孕系统，即左炔诺孕酮宫内缓释节育系统（LNG-IUS）。它不同于传统避孕环，而是将含有孕激素左炔诺孕酮（LNG）的药物巧妙地包被在环的纵臂上，通过缓释技术，每日释放左炔诺孕酮，持续作用于子宫内膜，抑制子宫内膜增殖，减少月经量。这种环的有效期为5年，到期要到医院取环。

对于更年期月经紊乱，同时还伴有全身不适的女性，建议采用雌、孕激素序贯疗法，一举两得，管理月经紊乱的同时又缓解更年期症状，但首先需要排除绝经激素治疗的禁忌证，如已经存在的乳腺癌等。

## 闺密心得

J女士在围绝经期发生了异常子宫出血。为了判断病因，当地医生对其进行诊断性刮宫，对刮下来的组织进行病理检查，以排除或者确认子宫和卵巢的器质性病变，尤其是恶性肿瘤等病变。之后给予孕激素治疗，这都是合理的医学处置。但是治疗期间由于患者的主观意愿，没有将孕激素调节子宫内膜的治疗方案坚持下去，导致病情出现反复。

J女士来我院就诊后，经各项检查均没有发现器质性病变以及癌变的迹象。针对她这种情况，我们认为可以进行口服孕激素的周期性治疗，也可考虑放置含孕激素的特殊环，即左炔诺孕酮宫内缓释节育系统。考虑到她才45岁，月经紊乱的预期时间还会比较久，口服孕激素需要长时间坚持，而放一个含孕激素的特殊环，有效期可长达 5 年，同时也可以兼顾避孕。患者和家属考虑后，决定放置这个环。

对于卵巢排卵功能障碍引发的异常子宫出血，其治疗分为急性期止血治疗和后续的长期管理两个阶段。卵巢排卵功能障碍的病理生理影响是孕激素缺乏，因此治疗原则是针对病因，补充孕激素；只有在不能实现孕激素治疗，比如严重贫血、不能马上经历一次撤退性出血时才考虑其他治疗方法。治疗时还需要针对具体病情，同时给予补铁、止血、抗炎等辅助治疗。

对于围绝经期/更年期的异常子宫出血，一定要有长期管理的意识。如果只是在急性期进行了处理而没有后续的维持治疗，往往以后还会出现异常子宫出血，毕竟随着年龄增长，卵巢功能只会越来越不好，无排卵情况的占比会越来越高。

## 学点医学知识

为什么用孕激素治疗异常子宫出血时，会出现撤退性出血？

当女性接受孕激素调整月经治疗时，不是在整个月经周期中一直服药，而是只在月经周期的后半程服药。停药后，血液中的孕激素浓度会马上降低，子宫内膜失去孕激素的支撑后会脱落排出，形成类似月经的出血，这就是孕激素撤退性出血。

应用孕激素后，如果出现撤退性出血，可以说明以下几点：（1）子宫正常；（2）体内有一定水平的雌激素；（3）子宫内膜对孕激素响应正常。

这种孕激素撤退性出血，本质上就是人为用药物诱导的月经，可以避免子宫内膜过度增殖。发生撤退性出血后，可以把它当作一次月经，将撤退性出血开始的日期作为新的月经周期的起点，与撤退性出血结束的日期结合计算经期的长度。孕激素撤退性出血后的出血通常是可控的，出血量不会过大，可能比平时月经量略多，但不会特别多，经期也不会过长，不会超过 8 天。如果孕激素治疗的第一个周期出血量比较多，可以应用对症止血的药物，以减少出血量。但不要急于应用其他性激素治疗，以免治疗混乱，带来乱出血。通常在第二个周期，撤退性出血就会变得与平时月经相同。如果经孕激素治疗后的出血仍然不能在 7~8 天内干净，需警惕可能存在器质性病变。

采用孕激素治疗调整月经时，除了每天的用量要足够外，每个周期应用的时间长度也很重要，建议每个周期用够 10~14 天，这样才可以将子宫内膜彻底转化为分泌期状态，达到保护子宫内膜的目的。如果估计出血量比较多，希望通过用药减少出血量，可以增加孕激素的每天用量、延长用药时间，甚至可以采用全周期疗法。孕激素全周期疗法就是在月经干净后就立即开始应用孕激素，连用 20 天。

K女士。年轻时月经一直规律，没有出现过问题。从43岁开始月经不规律，就诊时症状已经持续3年多了。45岁时曾经停经长达9个月，之后月经来潮，经血量非常多，出血七八天时出现了贫血症状，通过口服止血药才止住了出血。本次就诊前又有3个月没有来月经。这期间K女士感觉心烦、紧张、乏力、后背疼、食欲差、胃胀干呕、失眠、心跳加速、焦虑、胡思乱想、视物模糊，有时犯迷糊、偶尔潮热出汗，总感觉左侧身体突突地狂跳，甚至全身在突突地跳动，但是别人从外表上看不出来。

诊断：异常子宫出血，更年期综合征。

## 闺密心得

K女士的症状多而杂，尤其是自诉的左侧身体跳动，为了排除器质性疾病，需要做全身检查。她带来了一系列的外院检查单：心脏造影，正常；颅脑MRI（磁共振成像），正常；乳腺超声，有增生；子宫超声，子宫增大，多发肌瘤，最大直径接近3cm，内膜0.6cm；上消化道造影，有慢性胃炎。

给予治疗后，子宫内膜响应良好，在预期的时间出现了撤退性出血，且出血量不多，也按时干净了。考虑到她还存在这么多症状，并且相应科室检查没有发现能够解释上述症状的器质性病变，因此给予雌孕激素序贯治疗，也就是大家常说的人工周期、来月经的绝经激素治疗方法。症状很快得到缓解。

## 学点医学知识

在更年期异常子宫出血的同时，约 3/4 的女性同时存在更年期症状。因此，在治疗时不仅需要处理月经异常，还需要兼顾症状问题。

雌孕激素序贯疗法就是在人为模拟子宫内的性激素变化，诱导子宫内膜出现周期性的有序变化。如在月经来潮的第 5 天起服用雌激素，从服用雌激素的第 12 天起，在服用雌激素的基础上加服孕激素，两种激素连服 10 天，然后一起停掉，便可等待子宫内膜脱落，月经来潮。

## 更年期也会怀孕

月经是从外部观察女性生殖系统内部运行状况，尤其是子宫健康状况的最直观表征。和育龄期女性一样，更年期女性发生月经异常时，首先要排除妊娠。不少人会疑惑：这么大岁数了，已经进入围绝经期，还会怀孕吗？答案是：真的会怀孕。所以仍然要做好避孕措施。

L 女士。51 岁，平时了解了很多更年期知识，敏锐地关注到了自己的月经改变，自我判定已经进入围绝经期。于是她开始放飞自我，不再避孕。来就诊时已经停经 6 个月，就诊的原因是自我感觉肠蠕动时不时地很明显。L女士年轻时顺利生育过一个孩子，她感觉这个肠蠕动有点像胎动。由于身材早就发福，自己对镜自查，并没看到腰身有明显的变化，也没出现过晨吐、恶心等妊娠早期反应。为了保险起见，她决定到医院确认。

诊断结果：子宫很大，已经妊娠5个月。B超显示，胎儿发育得很好。

## 闺密心得

更年期卵巢开始衰老，卵泡质量下降，排卵不正常。这个时候生育力无疑已经明显下降，真的以生育为目的的话，能够成功的概率不高。但在某些月经周期中，卵巢仍然会产生并排出正常的卵子。如果恰逢性生活没有采取保护措施，就可能受孕。所以更年期仍然要继续做好避孕措施。

M女士。40岁，月经一直不正常，诊断为多囊卵巢综合征。这次月经又是5个月没来，她以为是工作劳累所致，也没太在意。她体型较胖，腰身粗壮，平时衣着宽松，没有感觉到腰围处变大。她食欲一直很好，未出现过晨吐、挑食等妊娠反应。她就诊的初衷是确认多囊卵巢综合征的情况。

诊断结果：超声检查提示，已经妊娠5个月。

## 闺密心得

　　患有多囊卵巢综合征的女性有排卵功能障碍，但这并不意味着永远不排卵，仍有自然怀孕的机会。患有多囊卵巢综合征的女性随着年龄增长，有可能月经反而趋于规律，临床上常常见到一些患有多囊卵巢综合征的女性在十几岁到三十几岁时，一直是月经紊乱的，到了40岁后反而开始规律了。比如这位M女士，因为平时月经不规律，经常两三个月或者更长时间来一次，因此停经5个月时她并没有在意，结果子宫里的小宝宝已经长得很茁壮了，还没有察觉自己当了母亲。

　　既然更年期还有可能怀孕，那么问题来了：如果没有生育需求，那更年期该采用哪些避孕方式？

　　由于避孕方法没有绝对针对年龄的禁忌证，从理论上来讲，所有形式的避孕方法都可以使用。

　　如果确认再无生育需求，围绝经期女性可以考虑绝育，男女双方都可以做。如果这时正好需要进行妇科或外科的邻近部位手术，那么建议切除输卵管，不仅能够绝育，再无避孕烦恼，还可以减小卵巢癌的发生概率。

　　避孕套对所有年龄都适合，更年期女性当然也是可以选择的。

宫内节育器，也就是通常说的"环"，也是不错的选择。放置环可以长期避孕，不用总操心避孕这件事情了。最常见的环是惰性环，不含激素，但这类环可能引发或加重月经过多现象。还有一种含有孕激素的特殊环，即左炔诺孕酮宫内缓释节育系统，其对于更年期来说是一个很好的选择，不仅可以明显减少月经量，还可以预防子宫内膜病变；如果这时更年期症状重，打算采用绝经激素治疗，那么使用环后只需应用雌激素，而无须额外添加孕激素。

　　值得重视的是，复方短效口服避孕药对于更年期女性已经不是最安全的避孕方式，不建议长期使用。

### 更年期女性何时可以不再避孕？

　　根据2013年Baldwin等制定的指南，目前没有采用激素避孕的女性，50岁以上者停经1年后可以不再避孕，50岁以下者停经2年后可以不再避孕。

## 闺密问答

### 更年期避孕环需要取吗？何时取？

　　绝经过渡期，卵巢仍然可能排卵，此时仍需要避孕，不建议此时取出避孕环。但由于绝经后子宫体积会缩小为育龄期的一半，原有的避孕环不再适合留存体内，否则可能出现环穿孔、环异位，因此需要取下。一般建议在确认绝经后取环。如果绝经较早，在50岁之前绝经，建议绝经2年后再取环。

以上的取环针对的是普通环，即不含孕激素的环。如果是含有孕激素的环，不必急于绝经就取出，可以在放环5年后再取。主要理由有两个：一是，如果这个时候因为更年期症状需要补充雌激素的话，带着这个含孕激素的环就无须口服孕激素了，只补充雌激素即可。二是，放置了含孕激素的环，可能会有一定的概率发生闭经，这种闭经是与卵巢功能衰竭无关的闭经，作为非医学专业人士，女性朋友们自己很难判断闭经的原因，急于取环可能会在环取出后再次来月经。

## 异常出血原因多

N女士。48岁，年轻时月经非常规律，没有引起过麻烦，每28天左右来一次，每次5天左右干净，经量中等，也不痛经。最近两三年开始痛经，而且越来越明显，现在已经影响日常工作，到了不吃止痛药就难以忍受的程度。经量也比以前有所增多，已经有数次夜间发生了侧漏。她的原话是：很多年来月经不需要洗床单了，谁知到了这个年龄，反而又发生了经期洗床单的囧事。平时也容易累，跑几步就觉得心慌。

经检查发现，N女士子宫球形增大，相当于怀孕7周大小，质地硬。血常规检查显示，血色素含量95g/L，属于轻度贫血。盆腔超声提示子宫均匀增大、后壁明显增厚，考虑为子宫腺肌病。

诊断结果：异常子宫出血，月经过多，子宫腺肌病，轻度贫血。

N女士的异常出血原因明确，是子宫腺肌病引起的。子宫腺肌病指子宫肌层中存在子宫内膜腺体和间质，以经量增多、经期延长以及痛经逐渐加剧为主要症状，年轻患者还会影响受孕。子宫腺肌病的治疗包括药物治疗和手术治疗，一般先选择药物治疗，如果药物治疗失败，则再考虑手术治疗。经过商量，我们给L女士放置了含孕激素的特殊环，即左炔诺孕酮宫内缓释节育系统。她还是比较幸运的，放上这个环后效果非常好，痛经逐渐缓解，月经量也明显减少了。

## 学点医学知识

对于四五十岁的女性来说，月经异常除了由卵巢功能衰退、不能有序地分泌雌（孕）激素等内分泌原因引起，还可能包括其他各种原因。虽然内分泌失调是更年期月经异常的常见原因，但不可以局限思路，以为所有异常都是内分泌失调惹的祸。

2011年，国际妇产科联盟（FIGO）将非妊娠妇女异常子宫出血的病因归为九大类。

在这九种病因中，子宫内膜息肉、子宫腺肌病、平滑肌瘤、子宫内膜恶性肿瘤/不典型增生这四类疾病的首字母组合为PALM，这部分病因的诊断需要依赖影像学和组织病理学，被称为结构性改变。

其余的五类病因，依次是凝血机制障碍、排卵障碍、子宫内膜局部因素、医源性、未能分类的其他因素，首字母组合为COEIN，这些病因则不能通过影像学和组织病理学来确诊，被称为非结构性改变。

两者相加就成为异常子宫出血的PALM-COEIN病因分类系统。应用这个系统，可以对女性的异常子宫出血原因进行有效划分。但应用PALM-COEIN病因分类系统的前提是排除怀孕，这是需要"敲黑板"强调的：排除怀孕！排除怀孕！排除怀孕！这是首先要做的事情。

现在，我们已经了解这个划分异常子宫出血病因的系统了，那怎么应用呢？我们来实战一下。

假设一名50岁的女性月经不正常，应该怎么办？

首先弄清楚出血的经过和特点，并且回顾一下有没有引起异常出血的诱因，比如有没有服用特殊药物或采用特殊的医疗措施。卵巢功能衰退相关的异常子宫出血，主要与月经周期的改变相关。

然后开始寻找异常子宫出血的病因。这个过程非常重要，这决定了后续的治疗能否成功。这时第一步要做的事情就是排除怀孕，一个早早孕试纸就可以基本明确，更准确的还可以抽血化验。更年期女性的生育功能虽然衰退，但并未完全丧失，仍有一定的怀孕概率。但是高龄怀孕胎儿发育异常增多，容易发生先兆流产和难免流产，会与其他原因导致的异常子宫出血难以区分。

接下来做一个子宫和卵巢的超声检查，就可以初步排除是否存在结构性的病变，也就是子宫内膜息肉、子宫腺肌病、平滑肌瘤、子宫内膜病变等问题。最好是做经阴道超声，可以看得更清楚。

如果排除了结构性的原因，就需要考虑是否存在非结构性原因——凝血机制障碍、排卵障碍、子宫内膜局部因素、医源性、未能分类的其他因素。这些问题可以通过病史及血常规和凝血功能检查来初步确定。

更年期的异常子宫出血，除了与卵巢功能衰退相关的内分泌异常出血，还可能是子宫或者卵巢器质性病变引起的。良性疾病如子宫肌瘤、子宫腺肌病、子宫内膜息肉、宫颈病变等，恶性疾病则有子宫内膜癌、宫颈癌、卵巢癌和子宫肉瘤等。


### 子宫肌瘤

子宫肌瘤是育龄期女性生殖系统最常见的良性肿瘤，也叫作子宫平滑肌瘤。在更年期女性中的发病率超过50%。子宫肌瘤恶变概率低，低于1%。

子宫肌瘤的临床表现多种多样，与肌瘤的大小和位置有关。可能完全无症状，也可能经量增多、经期延长，引起贫血。如果肌瘤大到压迫附近的膀胱或直肠，会导致排尿、排便异常。绝经后因雌激素水平降低，通常肌瘤会停止生长，小的肌瘤甚至可以自行消失。

肌瘤的大小本身不是治疗的绝对标准。如果肌瘤增长不快，没有月经异常、大小便异常，通常无须治疗，可以与其和平共处。反之，肌瘤引起了月经异常（尤其是引起贫血），或者压迫膀胱直肠，抑或肌瘤增长迅速，不排除恶变的可能性，那么应该进行治疗。

子宫肌瘤的治疗方式以手术为主，现在也有人尝试磁共振或超声聚焦治疗。一般不建议单纯的药物治疗。更年期时子宫肌瘤的手术方式，因已经完成生育功能或无再生育的计划，原则上建议以全子宫切除为主，但由于对生活质量的要求提升，考虑到全子宫切除后对盆底可能存在不利影响，还可能对性心理有影响，目前也有部分女性在更年期时对子宫肌瘤采取剔除子宫肌瘤、保留子宫的切除方式。

### 子宫腺肌病

子宫内膜腺体和间质长错地方，侵入了子宫肌层，出现弥漫或局限性的病变，就是子宫腺肌病。如果出现了明显的局限性病变，也称为子宫腺肌瘤。子宫腺肌病会导致痛经、月经过多、经期延长、经间期出血等症状，是妇科常见病和疑难病。有时，其会合并子宫内膜异位症或子宫肌瘤。一般绝经后，子宫腺肌病会自行缓解。子宫腺肌病发生恶变的情况比较少见。

子宫腺肌病可以采用药物缓解，但常常复发，切除子宫方可根治。前述的N女士采用了放置特殊环的方式，也算药物治疗的一种。

O女士。48岁，月经紊乱已经3年多。年轻时月经很规律，30天来一次，8天干净。3年前，月经开始22、23天来一次，经量增多，出现贫血，血色素最低10.0g/dL。在当地医院做超声检查，诊断为子宫腺肌病。

1年前，O女士月经周期延长，月经量变多，贫血加重，出现乏力、心慌等贫血症状。这次就诊，血色素已经降低至9.0g/dL，妇科B超检查发现，子宫形态完全失常，大小为9.9cm×10.4cm×8.5cm，明显较正常子宫大。子宫肌层回声明显不均匀，前壁肌层厚度5.8cm，内可见局限性的结构紊乱，其范围6.2cm×5.9cm，彩色多普勒血流成像（CDFI）局部血流增多，后壁的子宫肌层也有低回声区域，范围为2.1cm×1.8cm。稍外凸，边界比较清晰。超声检查的结论是，子宫腺肌病伴子宫腺肌瘤形成，合并有子宫肌瘤。

她同时带来了一张性激素六项的化验单，其中FSH值2.83mIU/ml、LH值0.38mIU/ml、E2值79pg/ml、孕酮6.5ng/ml，睾酮和PRL水平是正常的。孕酮6.5ng/ml提示其卵巢还有排卵，说明卵巢还具备功能。

O女士有几个重要诉求：（1）不想切子宫。48岁了，再熬一熬，能不能不切子宫？（2）痛经很明显，能不能解决？（3）能不能解决贫血和乏力？

O女士的子宫腺肌病已经比较严重，切除子宫是一种稳妥的方法，肯定可以解决她的痛经和出血问题。但是她的诉求也不容忽视，应该得到尊重。经过充分地沟通、交代利弊后，我发现她保留子宫的意愿仍然十分强烈。她表示愿意先尝试保守治疗的方式，如果保守治疗失败，再做手术，她是可以接受的。经过初步GnRHa治疗后子宫明显变小，之后放入左炔诺孕酮宫内缓释节育系统。治疗同时O女士的月经也就停止了，在加强铁剂治疗后，贫血很快好转；不来月经，当然也就没有了痛经问题。O女士还是比较幸运的，后续随诊已经1年，左炔诺孕酮宫内缓释节育系统在她身上发挥了预期的作用，使她处于持续闭经的状态。

## 闺密心得

子宫腺肌病在中国女性中发病率很高，可能和生育比较少、生育晚或没有生育有关。

子宫腺肌病对女性的主要困扰，表现在月经量多、痛经和不孕。更年期女性患上子宫腺肌病后，主要影响是月经量多、痛经。在更年期阶段不想因子宫腺肌病切除子宫，是很多女性的心声。

子宫切不切，何时切，什么情况下可以先不切而是进行保守治疗，要由诊治医生结合具体情况做出判断。没有必要一切了之，但盲目的子宫保卫战也大可不必。

O女士经 GnRHa 治疗子宫明显缩小，后续左炔诺孕酮宫内缓释节育系统的加持，控制了出血和痛经，达到了满意的效果，可以暂时不切。如果后续直接过渡到绝经，她就可以避过手术；但如果后续左炔诺孕酮宫内缓释节育系统也控制不住病情的进展，恐怕还得考虑手术。

### 子宫内膜息肉

子宫内膜息肉是妇科的常见病，目前病因未明。其表现为突出于子宫腔内的单个或多个光滑肿物，蒂长短不一。可引起不规则阴道流血、不孕。从育龄期女性到绝经后女性，都是子宫内膜息肉的高发人群。子宫内膜息肉总体恶变概率较低，但相对而言，绝经后的子宫内膜息肉恶变率较高，尤其是存在绝经后出血时。

子宫内膜息肉主要依赖超声诊断，建议在月经刚刚干净时检查比较好。宫腔镜下息肉切除术是子宫内膜息肉首选的治疗方法，但息肉易复发。放置左炔诺孕酮宫内缓释节育系统是最有效的减少子宫内膜息肉复发的方法。

### 宫颈病变和宫颈癌

宫颈病变指宫颈上皮内瘤变，是宫颈癌前病变，简称CIN，指具有癌变倾向、但现在还没有发展成癌症的一种宫颈异常增生疾病。CIN一部分病变可自然消退，一部分则会发展为癌变。

宫颈病变和宫颈癌可有血性白带，或接触性出血，易和异常子宫出血相混淆。

有性生活的女性要定期做TCT检查和人乳头瘤病毒（HPV）检查。

## 闺密心得

月经由子宫内膜在雌孕激素周期性有序作用下脱落形成。月经异常可能与影响雌孕激素作用的妇科内分泌有关，也可能与子宫内膜或子宫的病变有关。但妇科内分泌不是独立存在的，除了受到下丘脑－垂体－卵巢轴这条女性内分泌主线的调控外，还受到大脑皮质以及身体其他内分泌器官的调控。这些环节中的任何一项出现异常，比如情绪、压力、饮食、生活方式、运动强度、睡眠等，都会对月经产生影响。

比较极端的例子是先天性生殖道畸形综合征（MRKH综合征），患者先天性没有子宫没有阴道，民间称这类患者为"石女"，她们卵巢正常、性激素正常、乳房发育正常，只是没有月经。

所以月经异常不一定是因为妇科内分泌异常，还可能是由子宫或子宫内膜的疾病引起的。出现月经异常，应全面排除，仔细分析其原因。患者不要过于紧张，但也不要过于大意。

## 更年期癌变风险

年龄是几乎所有癌症发病的相关因素。随着年龄增长，体内细胞生长分裂次数增多。在生长分裂过程中，染色体上的DNA复制过程发生的差错逐步累积，可能会逃过免疫系统的免疫监视，形成癌变。

除此之外，每种癌症还有自己的危险因素，这些危险因素又分为固有因素和非固有因素。固有因素是不可以改变的因素，非固有因素是可以改变的因素。

那么，更年期最容易发生哪些生殖系统相关癌症呢？答案依次为乳腺癌、子宫内膜癌和宫颈癌。

### 乳腺癌

乳腺癌的固有因素首先是性别，女性得乳腺癌的风险是男性的100倍；其次是家族史，女性直系亲属有乳腺癌发病的，要当心；再次是年龄，随着年龄增长，乳腺癌的发病风险逐渐升高。根据2020年最新发表的全球肿瘤发病情况，乳腺癌已经取代肺癌成为发病率最高的恶性肿瘤。考虑到绝大多数乳腺癌患者都是女性，因此乳腺癌已经成为中年女性面临的最大健康风险。

乳腺癌的非固有因素有肥胖、运动少、吸烟、喝酒、精神紧张、压力大、长期负性情绪、不生育、晚生育、不哺乳等。适当年龄生育以及母乳哺乳可以降低乳腺癌发生的风险，健康生活方式也有助于减少乳腺癌的发生。

## 闺密心得

如何早期筛查乳腺癌？

网上流行的摸乳房自检，其结果准确与否和女性的操作手法有关，往往可信度很低。

靠谱的做法是定期做体检。40岁以前，一到两年做一次乳腺超声。40岁以后，每年做乳腺超声检查。50岁之后，在乳腺超声的基础上加上乳腺钼靶检查。另外，如果检查中发现有结节包块，应缩短复查间隔，每3个月复查一次。

同时要注意观察是否出现如下情况：乳头凹陷，乳头周围出现橘子皮一样的改变，乳头出现血样的溢液。

乳腺癌的治疗效果总体上是不错的，其中最重要的是早发现、早治疗。早期发现的原位癌和Ⅰ期乳腺癌，5年存活率很高。这些早期乳腺癌患者甚至可以将乳腺癌当成一种慢性病，几乎不影响寿命地长期生存。

### 子宫内膜癌

从月经初潮之后到绝经之前，子宫内膜每个月经周期都要辞旧迎新，更换一次。在月经周期的前半期，雌激素推动子宫内膜快速生长；排卵后，在月经周期的后半期，孕激素出面遏制雌激素对子宫内膜的作用。如无受精发生，则孕激素推动子宫内膜脱落。犹如雌激素在把一个人"捧高高"，而孕激素在控制捧高的高度，并提供爬下来的梯子。

当月经不规律、卵泡无排卵，导致黄体不能生成，无法产生孕激素时，子宫内膜缺乏孕激素的保护，由雌激素推动着无节制生长。当雌激素力不从心，这种推动难以为继时，子宫内膜就会发生溃退，引发大出血。这就好像雌激素一直使劲地把一个人"捧高高"，突然大撒把，结果就出事了。

长期月经失调，孕激素的保护经常性缺位，可能导致子宫内膜不典型增生，进而发展为子宫内膜癌。

诊断性刮宫术，简称诊刮术，是更年期异常子宫出血时一种重要的检查手段，对切下的组织做病理检查，可以确定有无病变以及病变类型，同时有止血的作用。更年期异常子宫出血如果考虑存在子宫内膜病变的可能性，那么应考虑诊刮术。以前做诊刮采用盲刮的方式，现在有条件的医院建议采取宫腔镜直视下刮宫，可以全面检查宫腔情况，避免漏刮。

诊刮术可以做，但不可以作为治疗异常子宫出血的主要措施反复做，诊刮后需要依据病理检查结果进行后续的管理。

如果病理结果显示良性，那么后续需要定期进行孕激素治疗或放置左炔诺孕酮宫内缓释节育系统。对于子宫内膜不典型增生，更年期女性没有生育需求，标准治疗方案是手术切除子宫。对于子宫内膜癌，则需要手术，根据期别，必要时在手术后辅以放疗或者化疗。

# 闺密心得

更年期早期，卵巢内的卵泡并未完全耗竭，但卵泡生长发育紊乱，可能若干小卵泡同时发育，这就会导致雌激素分泌增加，因此更年期早期不一定缺乏雌激素。但从这个时期起，已经不能有序排卵，因此更年期容易缺乏孕激素。长期缺乏孕激素，将导致子宫内膜缺乏保护，过度增生乃至成癌。更年期如果出现较为显著的、长期的月经失调，不能放任不管，以免"养癌为患"。我们可以把更年期的月经失调当作身体的语言，它在呼唤我们是时候该重视子宫了。

另外，肥胖也是子宫内膜癌的风险因子。除了卵巢外，身体各处的脂肪也可以转化产生雌激素，作用在子宫内膜，促进子宫内膜增殖增生。

预防子宫内膜癌，要对月经失调及时纠正。此外，也要在体检和日常生活中捕捉子宫内膜不典型增生以及异常子宫出血等疾病的信号。子宫内膜癌的预防，主要靠提供孕激素，管理好月经，从而保护子宫内膜。归根结底，子宫内膜癌是一种内分泌疾病，保证孕激素在正确的时间、正确的部位，以正确的剂量出现，便可以大概率遏制子宫内膜癌的发生。

要注意的是：子宫内膜癌大部分都与孕激素缺乏相关，但也有很少一部分与孕激素无关。

**宫颈癌**

HPV感染是宫颈癌的主要致病原因。HPV分为很多亚型，而高危型HPV高滴度地持续感染，才是导致宫颈癌的原因。对于一过性的HPV感染，不用过分紧张。目前的研究提示，大部分女性一生中都有一过性的HPV感染，但绝大多数都可以依赖自身的抵抗力将HPV清除。针对病毒并无特效药物，HPV也不例外。如果感染了HPV，最重要的是提升自己的抵抗力。保持乐观心态、健康饮食、积极锻炼、规律作息有助于提高身体抵抗力。

打HPV疫苗可以有效预防宫颈癌。

**HPV疫苗打哪种？**

2价疫苗针对的是宫颈癌最危险的HPV型别，即HPV16、18型，这是导致宫颈癌变的两种最凶险的病毒亚型。其预防宫颈癌的有效率约为70%。

4价疫苗，在16、18型之外，额外增加了对2种低危型HPV的预防。这两种低危型HPV可导致尖锐湿疣。其预防宫颈癌的效率约为70%，还可预防一定比例的尖锐湿疣。

9价疫苗在4价的基础上，又增加了对5种高危型病毒的预防。宫颈癌预防率达到90%以上，同时可预防一定比例的尖锐湿疣。

**更年期打HPV疫苗还来得及吗？**

疫苗发挥保护作用，离不开人体产生抗体的能力。年轻人的免疫系统产生抗体能力强，注射疫苗后免疫效果好，所以年轻姑娘要及时接种HPV疫苗。

45岁以上的女性，一方面免疫系统产生抗体能力下降，打疫苗后，未必能达到免疫效果；另一方面，性生活频率低，感染风险小。因此，衡量风险收益比，不建议打HPV疫苗。

对更年期女性来说，预防宫颈癌主要依靠筛查，最佳的筛查措施是HPV和TCT检查联合筛查，每3年检查一次即可。即使打了HPV疫苗，也要进行常规筛查。如果一直正常，通常65岁后可以停止筛查，但也有专家持有不同意见，不过至少可以降低筛查频率。如果曾经患过宫颈癌前病变，则需要连续筛查20年。

宫颈细胞是最"懒惰"的细胞，生长很缓慢，这就给我们留出了充分的时间去发现它。每年按照医嘱定期体检，可以在宫颈癌前病变的阶段阻断它。在宫颈癌前病变阶段发现，治疗并不复杂，宫颈锥形切除术或利普刀手术即可，而且治疗效果很好，不影响生存率，因此我国在大力推广宫颈癌筛查。尽管名为宫颈癌筛查，但实际上是希望将病变阻断在癌前病变阶段，不使其发展成癌。

即使发生了宫颈癌，也不要悲观绝望，宫颈癌的临床治疗效果还是不错的。早期病变可以手术，通过子宫全切或者宫颈癌根治术进行治疗。即使是晚期宫颈癌，放疗效果也不错。

## 闺密心得

　　担忧本身也是癌症风险因子，所以不用过分担忧自己是否患癌了。除了医学上的癌症早筛外，保持乐观积极的生活态度和健康的生活方式，多学习医学知识进行一定的知识储备，观察自己身体是否发生了异常情况（比如性生活出血、乳房溢液等），定期进行常规体检，都是防癌的好办法。防癌，贵在坚持。

## 卵巢切还是不切

　　卵巢癌在女性生殖道恶性肿瘤中发病率居第三，仅次于宫颈癌和子宫内膜癌，因其较高的死亡率成为生殖系统癌症中的头号杀手。早发现、早治疗是提高卵巢癌生存率的关键。卵巢癌一般无早期临床征象，也没有像宫颈癌那样早期筛查和早期诊断的方法。当前临床上采用的CA125检测和经阴道超声检查，均不能有效发现早期卵巢癌。大部分的卵巢癌被发现时已经是晚期。

　　绝经后卵巢功能衰退，为了防癌，是否有必要切除卵巢？

### 支持的意见

预防性卵巢切除是有效防范卵巢癌的方法之一。围绝经期和绝经后女性因子宫疾病切除子宫的同时，为了预防卵巢癌和乳腺癌，医生也会建议"顺带"切除卵巢。乳腺癌是与卵巢激素相关的疾病，因此预防性切除卵巢的年龄越小，对乳腺癌的预防作用越大。对于BRCA1/BRCA2突变基因携带者和有卵巢癌家族史的高危女性来说，切除卵巢可以减小卵巢癌发生率和乳腺癌发生率，同时还可以减轻恐癌的心理压力。

进行子宫切除术的同时切掉双侧卵巢，既可以防止卵巢的良性病变，还可以降低后续因卵巢疾病再次手术的可能性。残留卵巢综合征（ROS）指的是子宫切除患者术中保留一侧或者双侧卵巢，日后出现卵巢病变、慢性盆腔疼痛的情况。大约1%~5%的女性会在子宫切除后因残留卵巢综合征再次手术。


### 反对的意见

卵巢癌占女性常见恶性肿瘤的2%~6%，一般人群中卵巢癌发病率并不高，仅为7/100 000~12/100 000，远低于冠心病、骨折。

卵巢对于维持女人外貌、生理功能、女性魅力及全面健康都很重要。对更年期女性来说，卵巢的内分泌功能仍不可或缺。有卵巢时，其自然绝经要经历一段围绝经期，这个渐进的过程给身体提供了2~8年的缓冲适应时间。

突然失去卵巢的女性往往很快出现更年期症状，身体会呈现出与自然绝经不同的反应。雌激素缺乏相关问题会比自然绝经来势更凶猛、更严重，如骨丢失，并且冠心病、髋部骨折、帕金森病、阿尔茨海默病，以及焦虑、抑郁障碍的风险增加。

而在单纯切除子宫、保留卵巢这一方案中，由于手术中医生有机会直接看一看卵巢，肉眼的监视可以及时发现一部分早期的卵巢病变，客观上保留下来的卵巢更可能是健康的，而且手术中断了子宫对卵巢的血液供应以及子宫对卵巢的内分泌调节功能，也会降低卵巢癌的发生。子宫本身是一个复杂的内分泌器官，子宫分泌的物质有前列腺素（PG）、泌乳素（PRL）、胰岛素样生长因子、松弛素等。其中胰岛素样生长因子能提高卵巢对 Gn 的敏感性，启动卵泡发育和优势卵泡的选择作用，是维持正常月经的重要因素之一。切掉子宫，也就失去了子宫的内分泌调节作用。

## 闺密心得

围绝经期女性如果有明确的手术指征，可以切除子宫或卵巢。但是手术还是要慎重选择，不是一律都要切除。

女性如果本身有乳腺癌或者卵巢癌高危因素，抑或本身有卵巢疾病，那么这种情况下要切除卵巢。

是否切除卵巢，需要多方权衡后，因人、因病情而异，做出更加个体化、人性化的决定，医生要严格把控手术指征，不能到了年龄就一切了之。

现在，在子宫切除的时候切除输卵管，同样能够达到降低卵巢癌发生概率的效果。随着医学进步，这将不再是一个特别令人纠结的问题。

# 第六章

## 更年期症状：只缘身在此山中

适龄女性身体上出现一些其他疾病不能解释的不适，并且随着月经改变，则大致上可以判断为更年期症状。

在通往绝经的过程中，性激素合成减少，Gn 增加，生殖器官、心血管系统和其他内分泌代谢系统发生一系列改变。超过 80% 的更年期妇女会出现一种或多种更年期症状，近一半女性症状达到中度、重度。

女性更年期的症状多于绝经前 / 后的 1~3 年开始，持续时间绝经前平均为 2~3 年，绝经后普遍在 3 年以上，但个体差异极大。

更年期症状错综复杂，表现比较突出的包括：血管舒缩症状，情绪症状，睡眠障碍，涉及泌尿生殖系统、心血管系统、骨骼系统及神经系统的症状，零零散散还会涉及消化、免疫、视觉、听觉等几乎全身各器官系统。这些症状在卵巢功能衰退的不同时期呈现阶段性特征。

客观症状和主观感受经常缠绕在一起，剪不断理还乱，呈现典型身心疾病的特征。面对一波未平一波又起的更年期症状，很多女性往往有"不识庐山真面目，只缘身在此山中"之感。

## 心悸心慌，是潮热，还是心脏问题？

### 潮热出汗

a女士。就诊时44岁。4年前，刚40岁的她因为孩子高考而内心焦虑，导致月经改变，从原来很有规律的25天或26天来一次变为两三个月才来一次。孩子高考旗开得胜，a女士心里畅快，月经又恢复了规律性。2年前，她开始出现潮热出汗，每天发作5~10次。a女士忍耐着没有就医。又过了一年，她开始出现手关节和膝关节疼痛、脾气不好、记忆力减退、全身乏力等症状，她又忍耐了半年，直到感觉实在太难受了，前来就医。

诊断结果：更年期综合征。

由于她有5年高血压病史，为了减少对心血管的副作用，我帮她选择了经皮雌激素与地屈孕酮的治疗方案。经治疗后，a女士潮热出汗和关节疼痛症状明显缓解。

### 闺密心得

潮热出汗是更年期的特征性症状，与人种有一定关联。以前学术界认为，与欧美女性相比，中国女性潮热出汗症状较少。现在我们发现，中国女性更年期潮热出汗症状其实还是比较常见的。北京协和医院的社区前瞻性队列研究显示，80%的中国女性在更年期都经历过潮热出汗。

在持续时间上，欧美女性潮热出汗的中位数是7.4年，中国女性的中位数为4.5年，比欧美女性要短一些。在我的门诊中，不乏潮热出汗持续时间超过10年的女性。无论时间长短，对女性来说这都是一段漫长的煎熬。

潮热出汗的发生事先没有诱因，没有预兆，往往是突然轰的一下，燥热从前胸开始沿着颈部往上涌，突然间面红耳赤，大汗淋漓，然后又感觉全身极度寒冷，至此，完成一个潮热出汗的循环。

潮热出汗随着绝经过程的进展逐步加重，绝经后有所缓解，最后自行消失。潮热出汗发生的程度受地域、种族、文化背景、饮食和生活方式等因素影响，肥胖、不爱运动、吸烟的女性更容易发生潮热出汗，接受放疗、化疗治疗的女性更容易发生潮热出汗，年轻时在月经前不适的女性，在更年期也更容易发生潮热出汗。

每个女性的潮热出汗症状差别很大。有的女性症状轻微，偶尔才经历一次，有的女性症状严重，十几分钟就出现一次。有些人几秒钟就没有症状了，有些人要经历十几分钟。每个人潮热出汗的热度也不一样。有的人稍感微热，出汗量很少。有的人燥热难耐，大汗淋漓。也有人没有明显潮热，只是出汗。

不要小看潮热出汗，它会让日常生活变得很尴尬。

曾经有一位女性，潮热出汗基本上每小时发作一次，夜间更为严重，睡着了会被热醒，醒来发现睡衣湿透。她需要在床边备一个毛巾被或者大浴巾，热醒后擦汗，浴巾经常能拧出水来。还有一位病人，晚上睡觉要准备两床被子，一床厚，一床薄。一开始正常盖厚被子，一会儿潮热了，厚被子又盖不住了，得换成薄被子，很快又出汗，怕冷，又得换回厚被子，一晚上折腾好多回。潮热出汗会严重影响到睡眠。还有的女性，夜间潮热出汗不严重，早上起床时症状最明显，经常早上醒来大汗淋漓，睡衣湿漉漉的。

即使症状没有上述这样严重，潮热出汗也时常让女性处于尴尬的境地。比如老师、教授、单位管理人员或者项目演示人员，她们在公众面前作报告、演讲时突然毫无预兆地潮热出汗，众目睽睽之下失去体面和礼仪。我曾经接触过的一位女士在一家公司职位很高，在一次重要的商业谈判中，她正在慷慨激昂地介绍公司产品时，突然面红耳赤，大汗淋漓，她的潮热出汗发作了。但是对方并不理解这是更年期的常见症状，反而认为这位女士在说谎，继而取消了和这位女士所在公司的合作。

肥胖、吸烟、饮酒、咖啡因、缺乏运动、环境温度高、焦虑、紧张、压力都会诱发及加重潮热出汗。保持居室通风，穿着易于穿脱的衣服，方便潮热出汗来袭时加减衣物；戒烟戒酒、饮食清淡、适度运动、平衡心态，这些都有助于缓解潮热出汗。

## 学点医学知识

潮热出汗被归类为血管舒缩功能紊乱。潮热和出汗这两个症状如影随形，共同出现在更年期早期阶段。很多女性感受到潮热出汗后，才猛然意识到自己进入更年期了。潮热还有个姊妹症状——潮红，表现为头、颈、胸部皮肤突然发红。

雌激素在大脑中作用广泛，调节着下丘脑体温调节中枢的热平衡区域。体内雌激素水平发生波动，会造成下丘脑体温调节中枢功能失常、体温调节区的体温调定点范围变窄。温控范围变窄后，原本正常范围内的体温变化有时会被下丘脑判定为不正常，错误地认为身体过热或过冷，并命令血管进行相应的反应。如果认为身体热了，就会舒张血管，对外散发热量，于是身体启动了潮热、潮红、出汗等反应。而潮热出汗后，下丘脑又会认为身体冷了，开始收缩血管，减少对外的热量散发。因此，潮热出汗发作时，女性会感觉热得受不了，需要马上脱掉外衣，但稍后会感觉身体特别冷，又忙不迭地穿衣服。

严重的潮热出汗需要治疗。绝经激素治疗潮热出汗的循证医学证据充分，是目前缓解潮热出汗等症状的最有效方法。对激素治疗存在顾虑或者有禁忌证的患者，可以选择植物类药物或制剂。

有研究表明，潮热和主动脉钙化有关。主动脉钙化是心血管疾病发生的高危因素。上述潮热诱发因素也是心血管疾病发生的高危因素。所以，不要轻视潮热出汗这件事。

**心血管症状**

雌激素对心血管系统有保护作用。更年期女性体内雌激素降低后，上述保护功能弱化，心血管功能会逐步向不良方向进展。那么，更年期女性心血管系统会出现哪些症状呢？

**1. 假性心绞痛**

更年期女性潮热出汗后，时常伴有心悸、心慌、胸闷、前胸部位疼痛。这是心脏出问题了吗？不一定。

b女士。47岁那年，她早上去阜成门地铁站坐地铁上班，突然出现严重的心慌心悸和胸前区疼痛，还没走进地铁站就晕倒在地。在见义勇为的众人帮助下，她被送到了附近的中国医学科学院阜外医院。阜外医院是全国知名的心血管病医院，医院为她做了彻底的心脏检查，没有发现任何器质性病变，心血管一切正常。无奈之下，阜外医院心内科告诉她，北京协和医院西院离这里很近，那里有一个团队主攻更年期问题，她的晕倒不是心脏问题，源头可能是更年期。

## 闺密心得

像 b 女士这样出现了类似心脏病发作的症状，但在心脏内科未发现器质性病变、找不出病因，最后转来看妇科内分泌门诊的，我遇到过不少例。

有些人将之称为假性心绞痛，但是这些女性确实亲历了与心绞痛一样剧烈的左侧胸前区疼痛以及极度恐怖的濒死感，发作时身心经历的痛苦恐慌丝毫不亚于心绞痛。但患者之前没有心脏病史，也无器质性病变。

发生这种疑似心绞痛的胸痛，该不该去医院看心内科？应该去。

总体上来说，女性的心血管疾病发病要比男性晚5~10年，但更年期女性由于雌激素水平降低，心血管系统失去了雌激素的保护，也在悄悄地发生病变。出现症状的更年期女性去心内科检查，是为了排除心脏器质性疾病。如果检查结果显示一切正常，再到妇科内分泌门诊通过更年期综合征管理缓解心脏的症状。

虽然这类更年期心脏症状极易与冠状动脉粥样硬化性心脏病（简称冠心病）的早期症状相混淆，但和冠心病仍有一定的区别，体现在以下方面。

**疼痛的部位**。心绞痛的胸痛部位是一片，而更年期症状的疼痛部位是一点，可用一个手指明确地指出疼痛的部位。

**发生的时机**。心绞痛多在劳作时因心脏不堪重负而发作，而更年期的心脏症状多在劳作结束、心脏负荷已降低后才出现。

**缓解的办法**。更年期心脏症状发作时，含服硝酸甘油常无法缓解，深呼吸或者转移注意力却可缓解。比如疼痛时，找人聊聊天、打个电话，可能说完几句话或放下电话，胸痛就在不知不觉中消失得无影无踪了。而冠心病可以通过含服硝酸甘油来缓解，转移注意力通常无效。

此外，更年期胸痛发生的前后常常伴有更年期的其他症状，如潮热出汗、失眠、多梦、烦躁不安、疲乏无力、头痛、头晕、情绪波动等。

## 学点医学知识

更年期女性雌激素分泌量减少后，调节血管平滑肌细胞的血管舒缩因子活性较少，加之雌激素减少后心脏自主神经系统过分活跃，冠状血管容易发生痉挛，于是出现胸前区疼痛以及心悸等类似心绞痛的症状。这种血管痉挛如果发生在周围血管，可导致四肢出现蚁行感，手指或者脚趾疼痛，阵发性发白。身处寒冷环境时，这种血管痉挛发作较为频繁。

更年期心脏症状患者的心电图大多正常。但由于呼吸急促过度换气或者交感神经张力过强，有时心电图也会出现异常。症状通常在绝经前出现，绝经后1~2年进入高发期。不过这种症状虽然严重，却是生理性的，是可逆的。随着绝经时间的延长，各种症状和体征逐渐消失。

更年期女性还容易出现心律失常以及早搏，心脏咚咚咚乱跳，患者的主观感受很不好，会感到特别恐惧。

## 2. 高血压

c女士，43岁之前月经一直规律正常，每隔28天一次，每次4天，经血量适中。从43岁开始，月经发生明显变化，周期延长为30~33天，仍旧每次4天，经血量不多。偶尔月经会拖延到40~50天后才来。为了避免子宫内膜出问题，她遵医嘱曾2次口服黄体酮软胶囊，都在停药一周后出现了符合用药预期的阴道撤退性出血。停药后，月经即恢复正常。

她在46岁意外受伤后，月经稀发，2个月左右才来一次，每次4~5天。她遵医嘱服药后，出现了符合用药预期的阴道撤退性出血。

她自47岁开始出现潮热出汗等更年期症状，并不严重，每天发作一次，出现手部关节疼痛、湿疹、血压升高、阴道分泌物减少、情绪波动等症状。她因受外伤停止体育运动，体重增加了4kg。

就诊后，她开始周期性服用孕激素3个月，出现有规律的撤退性出血，经血量不多。潮热出汗减轻，盗汗消失，湿疹好转，关节痛消失，血压稳步下降。

### 闺密心得

血压出现了问题，很多女性想不到会和更年期有关系，因此不会来妇科内分泌就诊。同一个人的血压剧烈地上下浮动，高的时候数值噌噌往上蹿，低的时候数值刷刷往下掉。

血压忽高忽低，是更年期血压变化的一个明显特点，这导致很多女性很困惑，自己到底是高血压还是低血压？

通常，人们前一晚失眠时，第二天的血压会出现不正常波动，休息好了之后，血压又会落回正常的区间内。若对其置之不理，有可能会发展成高血压。同时，超重、肥胖、饮食习惯以及生活习惯等都可促进高血压的形成。

c 女士最突出的更年期相关改变是血压升高。她没有高血压家族史，之前也没有过血压高的情况，同时没有糖尿病、血栓病史。她的血压升高其实是更年期性激素紊乱的结果，因此，仅服用孕激素 3 个月，血压就开始稳步下降。

困扰 c 女士的另一个大问题是持续两年半、反反复复发作的湿疹，之前一直采用各种办法治疗，但不见缓解。服用孕激素 3 个月后，c 女士觉得也在逐步好转。实际上，过敏、湿疹也是更年期的症状，只是发生率不如潮热出汗这样普遍。

## 学 点 医 学 知 识

绝经前女性高血压的发生率明显低于同龄男性，绝经后高血压发生率明显增高。中国 55~64 岁和 65~74 岁女性中高血压的患病率分别高达 39% 和 50%。

更年期高血压的病理生理改变极为复杂，我们目前尚不知悉其全部细节。雌激素分泌减少，对神经内分泌系统的反馈作用减弱，Gn过多，导致去甲肾上腺素增加，而多巴胺相对不足。这些内分泌变化造成PG局部浓度过高，于是血压忽高忽低，波动不稳。

女性的收缩压和舒张压，尤其是收缩压，随着年龄增加而显著增高。高血压可导致缺血性脑卒中，是冠心病的最重要独立危险因素。尤其是收缩压增高，可通过促进动脉粥样硬化形成间接导致心血管疾病发生。若同时血脂异常、吸烟、肥胖、糖尿病，则高血压诱发心脑血管疾病的风险程度会大幅度增加。

在更年期女性中开展高血压治疗，能降低心脏病和中风的发生率。降压治疗可以减少心脑血管问题的发生。收缩压每降低10~12mmHg、舒张压每降低5~6mmHg，可减少40%的脑卒中风险和25%的心血管事件发生。

### 3. 冠心病

女性冠心病常发生在绝经后。女性心绞痛症状经常不典型，女性自诉胸痛的时间平均要比男性晚10年。

有些劳累型心绞痛的女性在休息、睡眠和精神紧张时，更易胸痛发作。还有些女性胸痛并不典型，更多地表现为呼吸困难、疲劳、乏力、烧灼感或上腹痛等类似消化系统的症状。与男性相比，女性每次疼痛的轻重也不同，有更频繁的痛阈变化。女性朋友们常有一个误区，以为自己不会患冠心病，这常常导致患者错失早期诊断、早期干预的良机。

## 闺密心得

更年期女性心脏血管痉挛会引发假性心绞痛，这并不意味着她们不会发生真正的心绞痛。更年期女性的心血管系统失去了雌激素的保护，心血管疾病会如同隐藏在冰山里的裂缝一样，隐形出现，潜行发展。冠心病的形成是一个漫长的过程，从冠状动脉出现病变到临床出现症状需要很长时间，早发现、早干预，会对女性朋友保持健康有良好的效果。

## 学点医学知识

更年期阶段，心血管疾病容易乘虚而入，既有身体防守失败的原因，也有其攻势凌厉的原因。

### （1）防守的失败

雌激素如同心血管系统的保护神，一直默默地承担着很多工作，比如：

促进血管内皮进行一氧化氮介导的血管扩张，防止动脉狭窄堵塞；

上调血管内皮祖细胞（EPC）的功能。血管内皮祖细胞促进新生血管形成，修复损伤血管，减缓动脉粥样硬化的发展，有益于心肌梗死后左心室功能的恢复；

降低血浆低密度脂蛋白的含量，改善血脂，升高高密度脂蛋白和甘油三酯的含量；

影响凝血以及纤维蛋白溶解系统，防止血栓的出现与扩大；

改善机体对胰岛素的敏感性，降低血糖浓度。

女性更年期阶段体内雌激素水平下降，雌激素的上述保护作用渐渐失效，犹如一座城池失去了城墙。

### （2）攻势的凌厉

胆固醇是体内合成雌激素、孕激素和雄激素的原材料，即前体物质。更年期来临后，卵巢中雌激素和孕激素的合成数量减少，导致体内胆固醇消耗减少，蓄积增多，为心血管疾病多发提供了物质基础。

胆固醇水平每上升10%，老年女性冠心病的发病率增加2%。绝经后女性低密度脂蛋白胆固醇水平明显增高，平均C-反应蛋白水平明显增高，而这二者都是冠心病的风险因子，C-反应蛋白升高是冠心病发生的独立危险因素。此外，部分更年期女性体内雄激素睾酮的水平升高，这可能也是心血管疾病的一个危险因子。

高血压、肥胖、吸烟、喝酒、糖尿病、高脂血症等都是冠心病形成的高危因素。冠心病发作前，患者常有加重心悸、增加耗氧量的诱因，比如大便干结、情绪波动、过度劳累等。

通过心电图平板运动试验、放射性核素心肌血流灌注显像、超声心动图负荷试验、冠状动脉造影等办法可对冠心病进行诊断。绝经激素治疗可以改善心血管症状，缓解心悸，降低收缩压，改善心肌功能。

## 情绪烦躁，是抑郁还是焦虑？

更年期女性可能会出现一系列精神神经症状，其中有抑郁，也有焦虑。

抑郁是沉闷型的情绪障碍，主要的情绪发泄对象是自己，患者是和自己较劲儿。

焦虑是兴奋型的情绪障碍，主要的情绪发泄对象是他人，患者是对外使劲儿。

抑郁和焦虑并不是截然独立的，而是彼此交叉，有的人抑郁中带有焦虑，有的人焦虑中带有抑郁。

伴随这些情绪障碍，部分患者会出现头痛、颈枕部疼痛及感觉异常，如走路飘浮、登高头晕、皮肤划痕、蚁行感以及咽部梗阻感。如果放任这些情绪障碍发展，患者可能会患上抑郁症或者焦虑症。

### 更年期的抑郁情绪和更年期抑郁症

d女士。48岁绝经，在绝经前和绝经后2年内，都没有感觉到明显的更年期症状，围绝经期平稳度过。

绝经2年后，家庭出现矛盾，d女士出现了更年期症状。随着家庭矛盾的激化，d女士的更年期症状加重，每天潮热出汗6~8次，乏力、心烦、情绪低落。

d女士自述，原来乐观开朗，现在总是觉得很委屈，想哭。她陷入了极度的自我否定之中，觉得自己哪里都不对。她不愿意与人交往，不接电话，不看手机。她还总想离家出走，找个安静的地方待着，觉得活着太没意思了，还不如不活。

她感到心慌，且越心慌情绪越不好。

此外，她阴道干涩，不愿意过性生活。越不在一起，夫妻感情越不好，家庭矛盾越严重。

我给她做了更年期生活质量评分。这个生活质量评分量表一共分为4个维度，每个维度的评分中，8分为上限，分数越高，症状越严重。

d女士的得分情况如下：

血管舒缩症状：6分；

心理社会症状：6.686分；

生理状态：4.57分；

性生活质量：8分。

## 闺密心得

在诊室里，我问d女士身体哪里不好，她的眼泪瞬间就流下来了。她自己说特别想哭。在和她的交流中，我感觉 d 女士是那种对自我要求严格且综合素质特别高的女性。但是就诊时，她觉得自己的人生没有价值，一无是处。

在进行全面检查后，她被确诊为更年期综合征以及抑郁状态。

考虑到她已经绝经 2 年，盆腔、乳腺都没大问题，给予口服药物治疗，同时对阴道用药。

之后，d 女士的身心大为改观。现在已经治疗 2 年，她的状态很不错。她多次向我表示，自己特别想做些事情，去帮助更多的更年期女性。她表示，更年期不可怕，只要好好治疗，很快就可以恢复正常，像其他女性一样过丰富多彩的生活。

像 d 女士这样受情绪困扰的女性是一个很大的群体。她们出现了很多更年期症状，其中情绪症状特别突出。情绪症状导致她们不容易得到亲近之人的理解关爱，甚至影响家庭关系、夫妻关系。在临床上，我还见到有丈夫因此提出离婚的，这对更年期女性的身心健康更是雪上加霜。

同时，有些人利用更年期常见情绪问题对更年期女性污名化，故意将她们描述为不可理喻、歇斯底里。

实际上，更年期女性有丰富的人生阅历，经历过生活的洗礼，内心积攒了足够的生活智慧，只是因为更年期卵巢和激素出问题，导致暂时性情绪障碍。她们需要全社会的关爱，而不是被嫌弃地贴上情绪障碍的标签。尤其家人，要给予她们更多的关爱，而不是不闻不问，甚至借此摆脱她们。

处于更年期阶段的女性如果觉得自己情绪和以前不一样，不要只想着自己去调整、去忍耐，适当就医可以帮助自己迅速走出糟糕的情绪状态。更年期情绪障碍更像多米诺骨牌中推倒第一张骨牌的那个小球，如果没管理好情绪障碍，可能会引爆一系列症状，形成恶性循环，不仅会引起躯体障碍，也会引起比较严重的器质性疾病。如果情绪障碍得以在早期迅速缓解，则不会造成严重后果。

　　我以前的一位更年期病人，在治疗好更年期抑郁状态后曾对我说："陈大夫，现在我感觉又重见艳阳天了！"

## 学点医学知识

　　更年期女性是抑郁症的高发人群之一。

　　在世界范围内，女性抑郁症患者几乎是男性患者的2倍。与男性相比，女性发病更早、更频繁、更严重，非典型症状也更多。

　　那么，出现抑郁情绪就是抑郁症吗？

　　抑郁情绪是人们日常情感的一部分。遇到压力、挫折以及生活里的重大变故时出现情绪低落、心情压抑等情况，是人面对外部不利环境时的自然反应，通常随着时间的推移以及自身的心理调整能够自行缓解。

　　抑郁症则是一种病理心理性抑郁障碍，症状持续时间很长，不经治疗很难自行缓解。

通常在更年期门诊，妇科医生根据症状及量表测试结果可初步诊断抑郁状态，但要作出抑郁症诊断，通常需要专业的心理科医生。

怎么判断自己是否患上了抑郁症？一般抑郁症会有如下临床表现。

**心境和情感**：显著而持久的沮丧、焦虑或"空洞的"情绪，对愉快和不愉快的事件都反应迟钝、兴趣（快乐）丧失，重者痛不欲生，悲观绝望。早晨发病重，夜晚病情轻。

**思维和认知**：思维联想速度减慢、反应迟钝、主动语言减少、注意力下降、对答困难、犹豫不决、丧失自信、有犯罪感和无价值感、充满无助感、感觉没有希望、悲观、有自杀念头。

**意志活动**：显著而持久的意志活动抑制。行动缓慢、生活被动、疏懒、迟滞，甚至发展为不语不动不食，可达到"抑郁性木僵"。缺乏表情和交流，激越、不安、无目的失控行为过多，常伴有消极甚至自杀的观念或行动。

**躯体表现**：基础功能改变，包括对性行为等活动失去兴趣或感受不到乐趣，便秘、身体多处不适或疼痛，入睡困难、睡眠不深、早醒，食欲下降体重降低，过度摄食体重上升。

**精力改变**：易疲劳、精力下降、乏力。身体感觉到疼痛、压力感、肢体沉重以及其他任何不能加以区别的含混感。内脏症状常有消化系统症状和心血管症状。

我们看一下更年期抑郁症/抑郁状态的病因。

抑郁症的发病有其自身的神经生理机制。家族遗传因素、人格特征以及生活中负性事件的发生都是抑郁症的诱因。5-羟色胺能系统、去甲肾上腺素能系统和多巴胺系统异常被认为与抑郁症发病有紧密的相关性。

在此基础上，更年期抑郁症的发生发展有自己的特点。更年期卵巢功能退化，影响垂体、肾上腺、甲状腺等内分泌器官，继而影响大脑皮质、丘脑下部和边缘系统的活动，导致交感神经应激性增加和情绪不稳定，被认为是更年期抑郁症的发病原因之一。

例如，雌激素可能影响5-羟色胺的多个神经通路。5-羟色胺系统负责多种生理学和行为学功能：情绪、感情、学习、记忆、性欲、攻击、压力反应、睡眠、体温调节和食欲等。雌激素水平下降，5-羟色胺的活性随之发生改变，从而引起自主神经功能失调和神经精神症状。现在学界普遍认为，更年期雌激素水平下降是患抑郁症的危险因素之一。

有研究显示，大脑对于孕激素的微小变化非常敏感。更年期孕激素的撤退可能也会导致情绪障碍。

雄激素的受体广泛分布在中枢神经系统、外周神经系统和大脑皮质。雄激素的水平高低会对神经系统产生广泛的影响。较低的雄激素水平除了导致骨质疏松症、性欲下降、精力缺乏、自我低估、注意力不集中之外，还可能会诱发抑郁症。

还有研究者认为，抑郁的严重程度和FSH水平上升有关。但是这方面的研究还不够充分，不足以得出定论。

针对更年期抑郁症/抑郁状态，除药物治疗外，还要进行积极的心理治疗。

**（1）心理治疗**

更年期抑郁的发生除了生理因素外，也有社会、家庭、精神以及心理因素的影响。社会支持缺乏、负性社会事件都可独立地诱发抑郁，所以来自社会、家庭的关心支持可帮助更年期女性克服负性生活事件，预防并缓解抑郁情绪。抑郁的女性可以培养多种兴趣爱好，尝试着冷静理性思考，以积极的心理防卫抵御抑郁的困扰。

**（2）药物治疗**

更年期有抑郁症状的女性，可接受绝经激素治疗，该治疗方案尤其适用于轻度抑郁或者伴有血管舒缩症状的更年期女性。对于重度抑郁或者既往有抑郁病史的女性，则需考虑结合使用抗抑郁药。

单用雌激素可以明显改善抑郁，但使用雄激素或者雌、雄激素联用治疗效果更好，雌、雄激素联用还可以减轻焦虑和敌对情绪，增强正性情感、改善性能力。

### 更年期的焦虑情绪和更年期焦虑症

区分焦虑状态和焦虑症的关键在于焦虑持续的时间和症状的严重程度。如果焦虑持续的时间比较长，达到半年以上，那么就可以确诊为焦虑症。焦虑症的发生与家族遗传病史、神经生化改变、神经解剖结构改变以及社会心理因素有关。

e女士。就诊时50岁。e女士48岁时出现月经紊乱，经历了子宫肌瘤大出血，在当地医院做手术时，医生劝她同时切除卵巢，她同意了，医生给她做了腹腔镜下的全子宫和双附件切除手术。病理结果显示子宫病灶是良性的子宫肌瘤，卵巢正常，没有任何病变。她术后恢复良好，没有出现并发症。

术后半年，她出现潮热出汗、睡眠差的症状，入睡还好，但特别容易醒，睡眠质量不好，睡眠特别浅，梦特别多，醒来后觉得不解乏，早上起来就和没睡觉一样。这导致她很疲惫、脾气差、烦躁敏感、爱哭。此外，她阴道干涩、反复出现阴道炎。她在当地服用中药调理，但并没有好转。

在北京协和医院妇科内分泌门诊，我给她做了更年期生活质量评分，得分如下：

血管舒缩症状：3.67分；

心理社会症状：5.57分；

生理状态：5.29分；

性生活质量：8分。

针对睡眠问题，我采用匹兹堡睡眠质量指数量表（PSQI）对她的睡眠状况进行评估，得分为12分，是很明显的睡眠障碍。

我又给她做了针对情绪的汉密尔顿焦虑量表（HAMA），焦虑15分，抑郁17分，同时有焦虑和抑郁情况，焦虑症状很明显。

诊断结果：更年期综合征，焦虑抑郁状态。

## 闺密心得

考虑到她已经切除了子宫，我给她应用经皮雌激素，同时结合经阴道小剂量雌激素制剂，之后她的更年期症状得到全面缓解。但是睡眠症状缓解得要慢一些，为此我又添加了促进睡眠的药物，之后 e 女士的睡眠情况也逐渐扭转。

虽然在影视作品中呈现的更年期女性形象以焦虑为主，但实际上在更年期焦虑发生率低于抑郁。目前对于更年期与焦虑症关系的研究比较少，对于焦虑和抑郁之间的关系也不太清楚。很多围绝经期和绝经后早期的女性容易出现焦虑症状。除抗焦虑药物治疗外，绝经激素治疗也可以缓解轻度／中度症状。给予更年期女性心理支持，鼓励她们面对现实，调整生活节奏，实现劳逸结合，也可缓解症状。

与抑郁类似，在更年期门诊，妇产科医生通常可初步诊断焦虑状态，而焦虑症诊断则需由心理科专科医生作出。

看更年期门诊，医生可以治疗轻度／中度的抑郁／焦虑，但重度的抑郁／焦虑需经由心理科专科医生进行诊治。

## 学点医学知识

如何区分焦虑症和抑郁症？焦虑症患者病情严重时很担心自己会死掉，怕死，而抑郁症患者病情严重的时候是想死。患有焦虑症的人话很多，患有抑郁症的人话很少。我们还需要注意，焦虑和抑郁可以并存。

如何判断自己是否得了焦虑症？焦虑症有如下临床表现。

**性格／情感改变表现为：**敏感、猜疑、对机体健康关注过多、自私、急躁易怒、唠叨、消极厌世或者封闭自己。

**睡眠障碍表现为：**入睡困难、睡眠时间少、多梦易惊醒、早醒。

**消化道症状表现为：**嗳气或者呃逆、腹胀、腹泻、便秘、胸骨后疼痛及灼热感。

**呼吸循环系统症状表现为：**心悸、气短、呼吸困难、过度换气、胸闷、窒息感、压榨感。

**泌尿系统症状表现为：**尿频、尿急、尿痛、少尿或者多尿。

**神经精神症状表现为：**肢体震颤或麻木、头昏（痛）眩晕、心烦意乱、焦虑、担心失控发疯或濒死恐怖。

有的患者还会伴有人格解体、现实解体，表现为发作突然，无先兆、数分钟达到高峰、持续时间短，其间无意识，有时候能清楚回忆发作经过。

## 记忆力下降，是睡眠障碍，还是认知障碍？

### 睡眠障碍

睡眠障碍不是更年期最常见的症状，却是促使更年期女性前来就诊的第一原因。曾经有位f女士，因为连续3天没有睡着觉，前来就诊。疲惫恍惚的她对我说："陈大夫，你有没有麻醉药，给我打一针麻醉，让我睡一会儿，我太难受了！"更年期的其他症状可以忍，唯有睡不着忍不了。

今年52岁的g女士，已经绝经5年了。她的围绝经期风平浪静地过去了，虽然出现了一些更年期症状，但都很轻微。直到1年前，她久病的母亲去世。虽然她做好了天人永隔的心理准备，但是事到临头仍然被悲痛击垮了。2个月后，她出现了严重的失眠，入睡很难，持续了整整一年。她积极就医，服用了抗焦虑、抗抑郁以及助眠的药物，但效果不好。与此同时她出现了一些更年期症状，阴道干涩，关节疼痛。直到有一天她在电视上看到我的更年期科普节目，才前来就医。

诊断结果：更年期综合征，失眠，抑郁焦虑症，老年性阴道炎。

### 闺密心得

g女士的治疗方案是替勃龙和阴道用的普罗雌烯。虽然失眠问题没有被完全解决，但一个月内，睡眠良好的夜晚越来越多了，阴道症状也得到了很好的缓解，同时心境上也感觉舒坦自在了。

睡眠不好的更年期女性很多。协和社区队列研究提示，66% 的更年期女性存在睡眠障碍，其中中重度患者占到 25%。主要表现为入睡难和早醒，此外还有噩梦、嗜睡以及打鼾症状。绝经 2 年后是睡眠障碍发病率最高的阶段，情绪障碍、抑郁和焦虑会明显影响睡眠。曾经有一位焦虑的病人，每天夜晚 11 点入睡后，到凌晨 2 点就醒了。之后很难再入睡，往往要折腾两三个小时，才再次入睡。

有的人干脆起床，做点家务，追个剧，或者写点东西。对这样的做法，我们不鼓励、不赞同。

年轻时有睡眠障碍的女性，更年期也大概率会发生睡眠障碍。如果年轻时经常早醒，那么更年期早醒风险增加 11 倍。年轻时入睡困难，围绝经期发生入睡困难的风险也会明显增加。

女性更年期阶段，雌激素水平变化对大脑松果体产生的褪黑素水平有明显影响。水平降低时，昼夜节律发生变化，出现失眠和睡眠中断。此外，潮热出汗、抑郁焦虑、骨关节疼痛等更年期症状也会影响睡眠。

## 学点医学知识

睡眠障碍的发生率，青春期前的男性和女性无差异。月经来潮后，女性发生比例比男性高。更年期女性比育龄妇女发生率高。严重的睡眠疾病可能与家族遗传有关。不良事件引发的心理应激也可能会导致睡眠质量下降。

睡眠是人体，尤其是大脑必需的休整时间。睡眠还能增强免疫力。创造舒适的睡眠环境，增加有氧运动，可以改善人的生理和心理健康，增加总睡眠时间和慢速眼动时间，缩短入睡时间，减少入睡次数。此外，绝经激素治疗可显著改善更年期以及绝经后女性的睡眠障碍。针对严重的睡眠障碍，可以适当应用镇静催眠类药物。

睡眠障碍可能是心血管疾病、糖尿病和多种疾病的早期表现。长期的睡眠障碍会导致生理、心理受损，增加中老年女性发生冠心病的风险，加重与年龄有关的慢性疾病，甚至引起死亡。

## 认知障碍

h女士虽然今年只有49岁，但已经绝经5年了。在这5年中，她睡眠不好，早醒后很难入睡；情绪不好，特别爱发脾气。她自诉记忆力下降得厉害，自己刚说过的话记不住，不断重复说。她想要描述一件事情，不能再像过去那样表达清晰，总感觉词不达意，没有说准确。她在路上遇到熟人打招呼，会想不起名字。她什么书都不愿意看，费神的电视剧也不爱追，各种密码自己记不住。她能网购，微信交流正常。此外，她心脏有早搏，二尖瓣、三尖瓣有反流。

诊断结果：更年期综合征，记忆力下降。

j女士，52岁，企业高管。自诉这两年变笨了。比如，过去自己可以同时做好几件事情，现在只能单线程工作，假设自己写材料的同时烧水，并给下属布置工作，那么就会忘了烧水这件事。而在过去，她同时做好几件事，应付裕如。她还忘性大，以前全凭大脑记忆，就能每件事都不落下，现在则要依靠备忘录。

## 闺密心得

绝经后女性会发生不同程度的认知改变，如注意力不集中、记忆力减退等，但不同个体差异很大。说话唠叨，一件事对同一个人反复说好几次，忘了之前已经说过；言语枯燥，说话调动的词汇量越来越少，采用的句式越来越简单——这些情况当事人自己往往毫无察觉。而容易忘事、总找不到东西，这些事当事人自己会有感觉。这都是认知功能出现衰退的表现。

h女士就诊后即服用药物进行治疗。服药后，自我感觉记忆力大幅度好转，但乳房针刺样胀痛，小腹两侧疼痛，还出现了关节痛。然后她自己停药了，停药后记忆力又大幅度下降。

我和她沟通后得知，乳房针刺样胀痛、小腹两侧疼痛、关节痛等症状实际上比较轻微。她自己权衡利弊后，决定继续服药。

j女士的情况又不一样。严格地说，她的主要问题是对自己要求太高。实际上，现在我们每个人都在多线程生活，手机上信息量铺天盖地，生活中也随时随地接触各类信息，注意力被极大地分散。即使在年轻人身上，这种丢三落四的情况也很常见。

此外，人在年轻的时候往往职位低，从事的多是事务性的工作，每项工作对大脑运行能力的占用不大，多线程并行工作难度不高。但当一个人年纪大了，职位高了，便更多的是经手管理性和人事性工作，需要动脑筋思考，每项工作对大脑运行能力的占用很大，自然不大可能多线程平行工作。

随着年龄的增长，人的记忆力会有一定的衰退，只要在正常范围内，都不用过度担心。日常生活中多做大脑体操，可以延缓衰退过程。比如：有意识地阅读自己感兴趣的，能够引发自己思考的文章、书籍，然后试着回忆主要内容，复述或点评；发展一些业余爱好，如画画、弹琴、体操等；多多调动记忆力和思考能力，如记歌词、记乐谱。除此之外，也可以做空间记忆练习，比如回忆刚去过的公园或走过的街区的方位布局，按照从上到下、从左到右，或者相反顺序，有次序地逐一开始回忆。在回忆中，尽可能多关注细节的回忆。还可以到野外去，识别花草，学些植物学知识，观鸟或观察其他动物，学点儿动物学知识。以上都是积极有益的脑力训练。

而在70岁之后，我们会因记忆力衰退，经常发生丢三落四的情况。比如忘了家门钥匙放在哪里，出门找不到钥匙，不带钥匙就出门，忘了煤气灶上烧着饭菜和水，做完饭忘了关煤气，存折、银行卡忘了密码……这些情况对独居的老人来说简直是灾难。

因此，不管现在是否记忆力出现衰退，认知有无减弱，从更年期开始，就要培养家里重要物品有序摆放、必备物品随身携带的好习惯。

我们要纠正一个误区。有的人为了训练自己的记忆力，去背一些无意义的数字串或者文字串，这是没有必要的。我们训练记忆力是为了更好地度过晚年生活。记忆这个行为本身是要占用大脑神经元内的蛋白质的，也是需要消耗能量的。无意义的数字串或文字串不能启发深层思考，对预防认知衰退没有任何作用，却徒然消耗大脑物质和能量，挤压有意义的记忆空间，得不偿失。

## 学点医学知识

海马体、大脑皮质、前额叶等与认知功能相关的大脑组织，其神经元细胞都有雌激素受体。雌激素可以增加神经细胞突触，促进神经元的再生与修复，调控多种神经递质系统，增加脑血容量，调节脑内 β - 淀粉样蛋白代谢、抗氧化清除自由基，调节载脂蛋白 E 的表达，维持细胞内钙平衡，调节葡萄糖代谢，改善大脑功能。当雌激素水平下降时，以上良好的神经运作机制会被破坏，导致认知障碍。

认知功能包括总体智力、注意力与警觉性、语言、学习与记忆功能、视觉空间能力、精神运动能力和执行能力多个方面。

轻度认知功能障碍表现为记忆障碍以及其他的轻度认知障碍，是介于正常老化和痴呆之间的一种临床状态。

阿尔茨海默病是一种起病隐匿的进行性发展的痴呆。以记忆障碍、失语、失用、失认和执行功能减退等认知障碍为特征，同时伴有精神行为异常以及明显的社会生活功能减退。绝经后女性阿尔茨海默病的患病率是男性的2~3倍。

治疗更年期认知障碍，在采用绝经激素治疗的同时要应用改善胆碱能系统功能的药物、钙拮抗剂、抗氧化药物等。如果患者确实存在认知功能减退，仅依靠妇科内分泌医生是不够的，还需要联合神经内科医生共同进行诊治。

## 肌肉关节疼，是炎症还是骨质疏松症？

肌肉关节疼痛是更年期最常见的症状之一。在中国的多项关于更年期症状的调查中，肌肉关节疼痛症状的发生率始终高居第一或者第二位。

### 肌肉症状

肩、颈、腰背部肌肉和肌腱疼痛以及肌肉痉挛，多发生在小腿、足底部、侧腹部、肋缘部等处肌肉。

k女士。刚过完50岁生日的她被腿疼折磨好几天了，白天走路正常，一到夜晚就疼得难以入睡。右腿后侧抽搐性疼痛，自述像当年生孩子宫缩，严重影响睡眠，连续3天失眠。她去挂当地医院的神经外科，不收，被转到骨科。经骨科检查，下肢功能正常，没有颈椎腰椎压迫症状，下肢血流正常。医生开了止痛药物，服用一片后即彻底缓解。

k女士的肌肉疼痛症状，难以确认原因，但至少无明显器质性病因，也没有外伤史，症状极为严重，却仅用一片止痛药即得到彻底缓解，后期未见复发。是否和更年期有关还需时间验证。

## 学点医学知识

更年期雌激素水平下降造成全身丧失约15%的骨骼肌，肌肉力量随之降低。绝经后的最初3年，肌肉量下降最明显，下肢的肌肉量减少情况比上肢严重得多。肌肉衰减的过程中可能会伴发疼痛，并且肌肉疼痛可能和关节疼痛关联，也可能无关，疼痛部位不定是其特点。加强运动、合理摄入蛋白质以及服用维生素D可以在一定程度上增强肌肉功能。

骨骼肌力量的减弱会使骨骼受力减少，继而骨应变减少、骨组织量丢失，造成骨强度下降，容易骨折。

**关节症状**

1女士。53岁绝经，迄今已经2年，绝经前就开始应用绝经激素治疗。之后睡眠症状得到大幅度缓解。就诊前因为家里没药，被迫停药，偶尔潮热出汗，且出现了指关节和趾关节疼、髋部关节疼痛。就诊的目的是评判关节症状并开药。

我建议她重新开始绝经激素治疗，并且服用钙片。治疗后，她的关节疼痛得到大幅度缓解。

## 闺密心得

和疲乏一样，骨关节疼痛是中国更年期女性特别常见的症状。虽然不涉及严重的器质性病变，但其疼痛的严重程度往往和一些器质性病变非常类似，甚至疼痛到夜晚无法入睡，这会给正经历疼痛的女性带来极大的心理恐惧，以为自己患了大病、重病。早晨起床后，关节，尤其是手关节的肿胀，很容易被误以为是免疫病，而实际上免疫系统并没有出现问题。

骨关节炎的发病与遗传有一定关系，但关系并不很大，不过与年龄高度相关。50岁之前，男性骨关节炎的发病率高于女性；50岁之后，女性高于男性。

53岁的1女士进入关节疼痛的高发期。这次因停药出现症状反复，且出现了关节痛，通过补充性激素和补钙，关节疼痛得到了很好的缓解。对于一些更严重的关节疼痛以及骨量丢失的病人，临床上也有更好的药物可以帮助她们。

与更年期相关的骨关节肌肉疼痛通常没有固定的疼痛部位，和器质性病变造成的疼痛有很大不同，它可能今天这里疼，明天那里疼。肩、膝、腰骶关节，指关节、趾关节等都可发生疼痛。其中疼痛发生频率比较高的是肩部关节，也被叫作"五十"肩。肩关节周围的软组织发生不明原因的非病菌感染炎症，主要表现为肩关疼痛和活动受限，症状有一定的自限性，通常会自行缓解、消失。

## 学点医学知识

雌激素可以直接作用于胶原、细胞因子、基质金属蛋白酶。低剂量的雌激素即可改善骨、关节的再塑形，对膝盖和髋部关节有保护作用。当雌激素明显降低时，骨和关节失去了保护，可能会出现骨关节炎，导致疼痛。

对于骨关节炎，不能听之任之。因为这种进行性不可逆的关节软骨退行性病变会导致关节软骨被破坏，软骨下骨坏死和关节变窄，从而表现为关节疼痛、僵硬、肿胀、活动时弹响、活动受限、关节畸形、功能障碍。软骨本身无神经支配，不会感到疼痛，疼痛感来自软骨周围的关节内和关节周边结构。雌激素对关节软骨是否有保护作用，尚有待进一步的研究。

### 绝经后骨质疏松症

m女士。50岁时参加单位体检，结果提示骨量减少。同时，她出现了"五十"肩，肩关节活动受限，差点儿去做手术。之后她到我这里看病，开始了绝经激素治疗，同时对骨骼进行健康管理。每天坚持吃钙片补钙，至少喝300ml牛奶或酸奶，有意识地在食物中调配肉蛋比例，确保优质蛋白质的摄入，同时补充维生素$D_3$，每天坚持晒半个小时太阳，进行户外运动。两年之后她来复诊，骨密度不仅没降，反而增加了。

## 闺密心得

m女士在更年期阶段因为采用绝经激素治疗，成功地实现了对骨骼健康的管理。

更年期雌激素下降不仅会引起骨密度和骨钙质的丢失，还会造成骨质量降低，继而引发骨质疏松症。

骨质疏松症被称为寂静的疾病。其发病初期可无明显症状，在我们毫无察觉的情况下，骨丢失静悄悄地发生，静悄悄地发展，直至发生骨折，我们才意识到骨质疏松症已经潜伏在体内多年。在我刚做妇科内分泌医生时，曾见到过有的女性骨质疏松症严重到打个喷嚏就发生了肋骨骨折。好在现在女性朋友对骨质疏松症都很重视，在妇科内分泌门诊见到的严重骨质疏松症患者越来越少。

# 学点医学知识

骨质疏松症是由多种原因导致的骨密度和骨质量下降，骨微结构被破坏，造成骨脆性增加，从而容易发生骨折的全身性骨病。其特点是骨小梁和骨皮质变薄。它可以发生在任何年龄、性别，但在绝经后女性和老年人中发病率最高。骨质疏松症在 60~70 岁的老人群体中的发病率是 1/3，80 岁以上为 50%。

骨质疏松症分为绝经后骨质疏松症、老年性骨质疏松症和特发性骨质疏松症三种。

正常骨骼通过破骨细胞和成骨细胞的活动，使骨质不断得到更新。破骨细胞负责骨吸收，成骨细胞负责骨重建。当成骨大于破骨时，骨量不断增加，见于青少年和 30 岁以前；一般在 30~35 岁达到骨峰值。当两者作用相当时，骨量保持平衡，见于壮年时期；当破骨大于成骨时，骨量不断丢失，见于中老年时期。

成骨细胞和破骨细胞上都有雌激素受体。当雌激素缺乏时，雌激素对破骨细胞的抑制减弱，破骨细胞活性大为增加，虽然此时成骨细胞活性并不低，但由于破骨细胞活性更高，导致骨丢失加快，在绝经后早期平均每年骨丢失整个身体骨钙的 9%~10%。绝经后骨质疏松症又被称为 I 型骨质疏松症，具有高转换的特点。绝经后骨质疏松症发病的首要因素是雌激素缺乏。

老年性骨质疏松症是进入老龄后引起的退化性骨丢失，又被称为 II 型骨质疏松症，男女均可发生，65 岁以后容易出现。其特点是低转换，虽然净效应是破骨大于成骨，但两种细胞的活性都很低。

不同骨质疏松症的特点，决定了需要不同的治疗策略。

在更年期到来之前，女性和男性骨密度相差不大，真正拉开差距的正是更年期阶段。女性更年期阶段骨量大量流失，快速下降，因此比男性更易患骨质疏松症。

### 骨质疏松症的危险因素

引起骨质疏松症的危险因素包括固有因素和非固有因素。所谓固有因素，是无法改变或不可避免的因素；所谓非固有因素，则是可以调整的，也就是说，这部分因素是可以预防和治疗的。

骨质疏松症发病的固有因素包括人种、年龄、绝经、家族史。白种人和黄种人比黑种人更容易发病。长寿是我们每个人都追求的目标，在追求长寿的过程中，女性必然经历绝经，骨质疏松症可视为走向长寿的过程中不得不接受的一个赠品。母系家族有髋部骨折家族史的，其骨折风险比无家族史女性高3~4倍。

低体重、性激素低下、吸烟、饮酒、饮用咖啡和碳酸饮料、饮食中缺乏维生素 D 和钙、服用某些药物，以及患有类风湿关节炎、慢性肾功能不全、胃肠吸收障碍和多发骨髓瘤等疾病都可造成骨质疏松症。

另外，甲状腺素对于更年期女性维持正常骨密度有着非常重要的作用。患有甲状腺疾病可能会导致骨质疏松症。

骨质疏松症是一种非常善于潜伏的疾病，等到身体觉察到症状时，通常骨量丢失已经严重到一定程度了。

骨质疏松症的第一个后果是疼痛。破骨细胞在吞噬骨头，全身所有的骨骼都在发生骨量丢失，让人感觉身上的大部分骨骼都在疼痛，疼痛无处不在，腰酸背痛感尤为严重。

骨质疏松症的第二个后果是骨折。骨质疏松后易发脆性骨折，即无外伤骨折或轻微外伤骨折。拿重物、咳嗽或乘坐汽车时的颠簸等均可引发上述骨折。发生于脊椎的骨折，轻则驼背弯腰，重则致残致瘫。发生于髋部关节的骨折，号称人生最后一次骨折，20%的人在一年内死亡。因为股骨头坏死导致行走障碍，患者被迫长期卧床，容易引起继发肺部感染、泌尿系统感染、静脉血栓、褥疮等，各种疾病之间形成恶性循环，医疗花费巨大，家人要全职照顾，家庭社会负担很大，病人自身也谈不上生活质量。随着人口老龄化的加速，近年来髋部骨折发生率持续升高。

预防骨质疏松症要从饮食和运动上进行调整。

蛋白质是构成骨骼有机基质的基础原料。长期的蛋白质缺乏可导致血浆蛋白水平降低，从而造成骨基质蛋白质合成不足以及新骨形成落后，不利于骨健康。另外，老年人随年龄增加而出现的肌肉等瘦体组织丢失与骨量减少密切相关。但我们也不能过量摄取鱼肉蛋奶，过多的蛋白质摄入可能导致高钙尿反应并降低肠道对钙的吸收。体内蛋白质、钙、磷的代谢关系十分复杂，目前尚无定论。

所以老年人不能长期吃素，也不能过多摄入动物蛋白。

增加钙剂摄入有助于增加骨量并预防骨丢失。更年期女性面临着额外的钙流失，因此需要更加重视钙剂摄入。钙的最好来源是奶制品，奶制品含钙丰富且吸收率高，是膳食钙的最佳来源。对于乳糖不耐受，不能有效从奶制品中补充钙的人群，可以适当补充钙剂。各种钙制剂含钙量不等，有碳酸钙、氯化钙、枸橼酸钙。不同钙源与体液、食物成分、药物间的相互作用，以及制剂工艺都会影响其生物活性和生物利用度，即补钙效果以及不良反应。对于老年人、有遗传性代谢缺陷或者患有心肾疾病的人群，选择补钙品种及用量需慎重。

维生素D有利于胃肠道吸收钙。绝经后患上骨质疏松症的女性半数以上存在维生素D缺乏的情况。单纯补钙可使除腰椎以外的全身骨密度增加，但对降低骨折风险贡献不大。单纯补充维生素D可使脊椎骨折的风险降低，总体骨密度增加，但不能预防骨折。因此需要将补充钙与补充维生素D联合进行。补钙的同时，运动或者补充维生素D则可明显增加骨密度，降低骨折发生率。

维生素D的天然食物来源为动物肝脏、鱼子、蛋黄、黄油以及鱼肝油。多晒太阳可促进体内维生素D的合成。如果不能做到多晒太阳，就要口服维生素D。吃饭时或者饭后服用钙剂并同时服用维生素D，有利于肠钙吸收，提高钙的利用率。

植物成分中的植酸盐、膳食纤维、糖醛酸、藻酸钠和草酸都可降低钙的吸收。不合理的钙磷比例会导致骨盐丢失增加，当钙磷比例在儿童中为1∶1、在成人中为1∶1或者1∶2时，有利于钙的吸收。磷广泛存在于动植物食品中，且吸收率相对较高，长期高磷饮食的不利影响不容忽略。

此外还应注意维生素Ａ的摄入。维生素Ａ参与骨细胞基质中黏多糖的合成，保持骨的生成与重建正常进行。维生素Ａ的另一个功能是维护上皮组织的健康。维生素Ａ缺乏时，会影响肾小管上皮细胞对钙的吸收，导致血钙水平降低，刺激甲状旁腺代偿性增生，引起甲状旁腺功能亢进，抑制成骨细胞的活动，破骨细胞活性增强，减缓骨骼生长。

对于骨骼来说，维生素Ｋ的摄入也很重要。维生素Ｋ缺乏时，血骨钙素水平明显下降，维生素Ｋ的缺乏可伴有骨质疏松症。

## 闺密问答

**为什么老年女性会变矮？**

因为脊椎骨发生了椎体压缩性骨折，导致弯腰驼背。年老后变矮并不是必然情况，其根源还是骨质疏松症。换言之，如果骨健康管理得当，是可以不发生这样的情况的，到年老阶段仍然可以保持身姿挺拔。

## 尿频、性交痛，看泌尿科还是看妇科？

n女士。就诊时48岁。3年前，n女士一直很规律的月经周期出现紊乱，月经稀发，最长半年来一次，月经量明显变少。最近的一次月经在就诊前11个月。

2年前出现外阴瘙痒干涩，导致性生活疼痛。曾经自行用过阴道药物，不见效果，病情影响了夫妻感情。

经检查发现，n女士患有老年性阴道炎，合并双侧大阴唇和小阴唇萎缩，小阴唇内侧可见溃疡面，阴道萎缩明显。

p女士，51岁，已经绝经2年多。末次月经后还未到一年时，她有一次穿了一条新内裤，结果诱发小阴唇内侧和阴道下端肿胀疼痛，不能久坐。阴道没有分泌物，性生活困难。她为此曾用过很多阴道药物，包括一些抗感染栓剂，效果都不好。

她在绝经一年后出现潮热出汗，但不严重，一天1~3次。睡眠情况也很好。虽然更年期其他症状都很轻微，但是经常出现的外阴疼痛，让p女士觉得活着特别痛苦，情绪低落。

诊断结果：老年性阴道炎。治疗后外阴疼痛感逐渐消失。

现年50岁的q女士，绝经3年，阴道也干涩了3年。她的绝经过程相当顺利，没有太多症状，并且绝经后，大多数症状都消失了。然而近3年同房时阴道总有烧灼感，让她感到很困扰。

诊断结果：老年性阴道炎。

## 闺密心得

女性的性生活并没有一个终止的年龄上限。只要夫妻双方健康状况良好，可以一直进行性生活，直到生命终点。美国的调查结果显示，51% 的 60 岁以上女性，30% 的 70 岁以上女性每月至少有一次性生活。

雌激素维持女性生殖系统功能，维持女性第二性征。更年期雌激素水平降低后，会导致绝经生殖泌尿综合征。其造成的不适让部分更年期女性对性生活望而生畏，继而厌恶拒绝。15% 的绝经前女性和 40%~57% 的绝经后女性会发生不同程度的泌尿生殖道萎缩症状。

很多女性对此羞于启齿，被动忍耐，结果导致夫妻失和，家庭陷入危机。实际上，绝经生殖泌尿综合征不是疑难杂症，使用药物治疗可以快速而稳定地治愈。

## 学点医学知识

女性的外阴、阴道、盆底的耻骨尾骨肌、骨盆内筋膜都存在雌激素受体。雌激素是具有血管活性的激素，可增加血流，足量的血流对于维持血管和肌肉的完整性至关重要。

雌激素突然下降后，下尿路和阴道血流减少，血管变狭窄，引发阴蒂和阴道血管缺乏（不足）综合征，而阴蒂和阴道是性唤起的主体，继而导致性满意度下降。

血流减少后，阴道壁和阴蒂平滑肌纤维化，胶原和脂肪丢失，失去弹性，造成阴道萎缩。萎缩后的阴道上皮变薄、变脆，遇轻微创伤即出血，有烧灼感。对于绝经后没有性生活和无深部性交的女性，严重的阴道萎缩可导致阴道狭窄缩短，甚至阴道口闭塞。这些极端情况在未生育或者剖宫产分娩的女性中更为明显。

阴道上皮没有腺体，起润滑作用的液体主要来自血管壁的渗透，一小部分来自子宫颈内和前庭大腺。绝经后阴道液体大部分来自阴道上皮。生育期女性阴道每15分钟约分泌0.214g液体，绝经后仅为0.0825g，表现为阴道干涩、瘙痒、性交困难。

绝经前阴道上皮富含糖原，糖原转化为葡萄糖后，被乳酸杆菌转化为乳酸，用来维持女性阴道pH（酸碱值）值＜4.5的酸性环境。女性阴道定植菌群随着月经周期规律性改变。绝经后，上皮细胞减少，糖原减少，乳酸杆菌随之减少，阴道的pH值上升到6以上，酸性降低，分泌物为淡黄色或者灰色呈水样。阴道丧失酸性环境会引起肠道菌群繁殖，导致细菌性阴道感染，引发泌尿道感染、尿失禁和性功能障碍。

此外，女性体内的雄激素能提升女性性欲。游离睾酮具有生物活性，能直接作用于中枢神经系统，影响女性性行为。绝经后，女性体内睾酮水平缓慢降低。睾酮含量过低，可导致性唤起、性欲、性反应、生殖道的感觉和性高潮均降低。

上述现象导致更年期女性性欲减弱、性唤起困难以及性满意度下降。如果这种情况长久不能得到逆转，久而久之，会导致女性性功能障碍。女性性功能障碍还受到心理因素的影响，如抑郁焦虑、和配偶之间的冲突等。

随着年龄增大出现的糖尿病、心血管疾病、高血压、外周血管疾病，与性激素水平低下相关的疾病，如高催乳素血症、甲状腺功能衰退等，以及吸烟等不良生活方式，都会导致女性性功能障碍。

此外，盆底功能障碍也是影响女性生殖泌尿功能的主要原因。

由于多次分娩、难产或产程过长、从事重体力劳动等原因，女性盆底支持组织退化，支撑功能薄弱，进而出现膀胱突出、直肠膨出、阴道和子宫脱垂、尿失禁等泌尿生殖道症状。10%~58%的成年女性有尿失禁的症状。由于盆底肌不稳定，患者更容易有盆底低张性功能不全，发生深部性交痛。盆腔脏器脱垂在进行阴道手术后，由于阴道长度缩短而导致性交痛。降压药、抗抑郁药和抗精神类药等很多药物也会引起性功能障碍。

因此，女性性功能障碍患者要做全面的体检和妇科检查，此外还要专门进行甲状腺功能及肾上腺皮质功能检查。

由于女性性功能障碍的诊断需要涉及一些敏感而隐私的问题，采用一些评估性生活的量表，让患者自行填表，做自我评价，可以化解问诊时的部分尴尬问题。

妇科检查有外阴外观察、阴道pH值、阴道分泌物、阴道黏膜、子宫脱垂以及性激素水平检查。其中pH值是测量阴道润湿性的间接指标。

目前针对绝经生殖泌尿综合征的主要治疗办法是在阴道局部使用雌激素，同时使用非性激素的润滑剂来改善性生活。雌激素补充治疗可提高阴蒂和阴道的敏感性，增强性欲，恢复阴道收缩和压力阈值，减轻阴道干涩和性交痛的症状。此处需强调，阴道使用的雌激素必须是设计用于阴道的特殊制剂，切不可将口服或经皮雌激素制剂自行用于阴道。奥培米芬或阴道脱氢表雄酮也有一定疗效。


更年期，泌尿系统也会受累。

更年期泌尿道、生殖道、性的问题，是女性最不容易说出口的问题。与更年期相关的泌尿系统症状有尿痛、夜尿、尿急、尿频、尿失禁以及反复的泌尿系统感染。

**尿急：**为突发的强烈排尿欲望，很难被主观抑制，延迟排尿。一想到上厕所，就憋不住尿，必须立刻去。

**尿频：**每天排尿过于频繁，成人日间排尿大于等于8次，夜间大于等于2次，每次尿量小于200ml。

**尿失禁：**包括急迫性尿失禁和压力性尿失禁。

急迫性尿失禁指伴随尿急或者尿急后立刻出现的尿失禁。

压力性尿失禁的特点是正常情况下无遗尿，腹压的突然增加会导致尿液不自主地流出。咳嗽、大笑、打喷嚏都会让人憋不住尿。

r女士，51岁的时候出现月经紊乱，在8个月内，最接近的两次月经仅间隔14天，最长的两次月经间隔为5个月。她的症状有潮热出汗、睡眠差、早醒，情绪基本稳定、偶尔心情不好，阴道干涩、性交痛。她在咳嗽、跑步时，时而有尿失禁，感觉非常尴尬。双侧乳腺有增生，骨量正常。

诊断结果：更年期综合征，绝经生殖泌尿综合征。

## 闺密心得

考虑到r女士月经紊乱明显，首先采用孕激素进行月经管理。治疗结果非常好，不仅月经规律了，她的潮热出汗等更年期症状也得到了大幅度的缓解。我们都了解雌激素能有效地缓解更年期症状，但其实孕激素对更年期症状也有一定的效果。只是个体差异很大，有的人需要很大剂量的孕激素，有的人则采用正常剂量的孕激素就能很好地缓解症状。

因阴道症状缓解不够满意，我又给予阴道用药建议，并且指导进行凯格尔运动，之后r女士的症状得以明显改善。

s女士。50岁绝经。54岁的时候，因为尿频、尿急前来就诊。我教她做凯格尔运动。她依从性非常好，坚持做了3年，每天早上起床前做一做，午饭后休息一小段时间做一做，晚上睡觉前做一做，尿频、尿急、尿失禁的症状得到了明显缓解。她非常开心，把这项运动分享给了很多好朋友。但是像她一样坚持下来的人，寥寥无几。

## 闺密心得

s女士是一位长期和我随诊的病人，在她身上，治疗有特别成功的地方，也有不成功的地方。治疗比较成功的地方，就是她长期坚持做凯格尔运动。她对我说："这三年我小便可好了。"

尿失禁，也被称为社交癌。很多女性不敢多喝水，出门前先看附近有没有厕所。没有厕所，就有极大的不安全感。因为尿失禁有异味，有些女性甚至为此不参加社会活动了。因为怕尿裤子，还有的女性不敢穿浅色裤子。长此以往，可能最终要靠做手术解决。

凯格尔运动不难，不需要场地，不用花钱，但需要坚持。作为医生，我们经常向患者推荐，但是很多病人坚持不下来。越是不花钱，越是要求坚持的，患者通常会比较难做到，而开药直接服用，患者更容易依从。

s女士的治疗不成功的地方在于抗拒绝经激素治疗，这个治疗需要患者的知情同意以及积极的配合。她在绝经1年后出现睡眠差、眩晕、抑郁等更年期症状。经过抗抑郁治疗后，她的精神症状得以缓解。绝经3年后，她出现了潮热、头晕、心慌、心悸、抽筋，发现心脏有房颤及早搏。绝经后第 4 年，她做了射频消融，术后胸闷、心悸症状好转。

她现在 57 岁了，又来找我。她已经绝经 7 年，现在仍然有潮热出汗、睡眠不好、容易抽筋、外阴有烧灼感、阴道黄色分泌物很多等更年期症状。

我给她做了全面检查后，发现乳腺没有问题，但骨密度检查提示骨量减少。腰椎 2 的 DXA（双能 X 射线骨密度仪）检测结果为 -1.8，股骨颈左侧为 -2.1，右侧为 -1.9，提示有骨质疏松发生。这是很遗憾的事情。她错失了保护好骨骼的良机。

## 学点医学知识

在胚胎发育中，女性尿道、膀胱与阴道来自共同的胚胎原基。在胚胎发育的第 4~7 周，泄殖腔的前方分化为尿生殖窦，后方发育成直肠。尿生殖窦继续发育，上段发育为膀胱和尿道近端，下部则发育为尿道远端和生殖前庭，因此，尿道括约肌和膀胱三角区的鳞状上皮细胞有丰富的雌激素受体。为了控尿，尿道内压应大于膀胱内压，雌激素要能够加增加尿道阻力、提高膀胱感觉域或者增强尿道平滑肌。

绝经后雌激素水平降低，膀胱外结缔组织减少，膀胱颈周围弹力纤维减少，尿道黏膜及黏膜下组织变薄，膀胱容量降低，逼尿肌不稳定性增强。于是膀胱残余尿量增加，总有尿不尽的感觉。储尿量下降，于是感觉尿急，排尿速度减缓、排尿费力，夜尿增多。同时，尿道和膀胱黏膜变薄，导致尿道炎和尿痛，反复尿路感染。绝经后女性查体常可见尿道口周围有一层小而软的光滑脆弱的呈突起的尿道肉阜，是绝经后比较典型的尿道改变。

在 12 个月内发生 3 次以上尿路感染或者 6 个月内发生 2 次尿路感染，即为反复发作性尿路感染。10%~15%的 60 岁以上绝经妇女有反复发作性尿路感染，且随年龄增长而逐步增加。慢性尿道感染可导致尿道膀胱三角炎，导致膀胱颈梗阻，主要表现是排尿困难、腰痛、腰骶部痛和下腹坠痛，可引发肾积水或者肾衰竭。病人或反复就诊于泌尿科，却不知道是因为绝经后雌激素缺乏所引起的疾病。伴有明显泌尿系统症状的绝经泌尿综合征患者，应明确引起泌尿系统症状的原因，酌情选择治疗方法。二氧化碳点阵激光可作为治疗的选择之一，但尚无大样本量、长期疗效的数据。

# 第七章

## 更年期健康管理

更年不是病，更年要防病。

更年期女性处于生命的转折点上，是挑战，也是机遇。更年期犹如逆水行舟，不进则退。

若未雨绸缪，健康管理做得好，老龄生活便健康无虞。若更年期放任不管，则很多潜在的疾病会趁机成形。

健康生活方式的四大基石是：合理膳食、适量运动、戒烟限酒、心理平衡。

合理膳食是四大基石的首席。超重和肥胖则是各年龄段女性应当关注的健康问题的首位。

## 我的腰身怎么变粗了？

脂肪是人体的战略储备物资。少了不行，多了也不行。肥胖是很多疾病的诱因，也会影响女性的体态。

脂肪在女性体内不是随意摆放的，从青春期开始，就要服从雌激素的安排。乳房和臀部这些特定位置的脂肪组织有雌激素受体，雌激素调控这些部位脂肪细胞的增殖分化。雌激素指导着脂肪细胞分泌细胞因子，从而促使脂肪在乳房、臀部等部位聚集，塑造女性特征性的优美体态，造就丰乳肥臀小蛮腰。

更年期雌激素降低，脂肪开始自行其是，在腰腹部、内脏和上肢聚集，造成中心性肥胖。脂肪在上半身聚集，不仅使得腰围变粗，还会改变血浆脂肪细胞因子、瘦素、血清胰岛素、生长激素释放肽等一系列激素的合成与分泌，继而导致糖尿病、高血压、冠心病、脑卒中等心脑血管疾病，甚至骨质疏松症。

### 胰岛素抵抗和糖尿病

雌激素可维持胰腺中胰岛 β 细胞的正常功能，促进胰岛素的正常合成与分泌，从而平衡血浆中血糖的水平。在更年期，雌激素水平降低后，胰岛素的分泌减少，同时身体对胰岛素的敏感度下降，产生胰岛素抵抗。

此外，脂肪组织的代谢和糖代谢之间也有一定关联。更年期体内脂肪组织累积过多，尤其是中心性肥胖，也能造成胰岛素抵抗。这两股力量汇合，导致绝经后女性容易发生糖代谢异常，甚至糖尿病。

**瘦素和超重肥胖**

瘦素是主要由白色脂肪组织分泌的一种蛋白质类激素。瘦素调控下丘脑的代谢调节中枢，抑制食欲，降低饭量，增加身体能量消耗，从而降低体重。

当体脂减少或者处于饥饿状态时，血液中瘦素含量下降，以减少能耗，增加食欲。当身体肥胖时，则血液中瘦素水平增高以抑制食欲，加快新陈代谢。所以瘦子体内瘦素少，胖子体内瘦素高。瘦素水平增高是对身体肥胖的一种反应。绝经后超重、肥胖以及臀围大的女性血清瘦素水平较体重正常者显著升高。而造成脂肪累积的原因很多，单纯的瘦素升高往往孤掌难鸣，很难让人减肥成功。

更年期女性瘦素水平与体重指数（BMI）、胰岛素、低密度脂蛋白胆固醇、载脂蛋白 B 高度相关。瘦素与高密度脂蛋白胆固醇和载脂蛋白 A1 则没有相关性。瘦素水平升高，会导致股骨颈等全身骨骼的骨密度降低。

所以，更年期女性脂肪中心化会导致血糖、血脂、血压异常，甚至骨密度降低。人胖了，患高血压及心血管疾病的风险就增加了，患糖尿病、高脂血症的风险也增加了，因此适度控制体重很重要。

## 闺密问答

**胆固醇分好坏吗?**

胆固醇在血液中与蛋白质结合,以脂蛋白的形式存在。低密度脂蛋白胆固醇是坏的胆固醇,会增加动脉粥样硬化的危险性,是动脉粥样硬化的危险因素,可引发冠心病、脑卒中和外周血管疾病,可能致残,甚至致死。它的含量越低越好。

高密度脂蛋白胆固醇是好的胆固醇,可将胆固醇从肝外组织转运到肝脏进行代谢,由胆汁排出体外,预防动脉粥样硬化。血浆中高密度脂蛋白胆固醇含量的高低与患心血管病的风险呈负相关。它的含量越高,越不容易患心血管疾病。它的含量越低,越容易患心血管疾病。

## 如何判断超重与肥胖?

更年期后,脂肪在腹部堆积,女性肥胖发生率为15%~20%。此时体重若减轻5%~10%,便可有效改善与肥胖相关的各种身体异常,如血糖、血压、血脂等问题。

如何判断自己体重是否超标?

**体重指数（BMI）**

BMI=体重（kg）÷[身高（m）]$^2$

采用BMI衡量身体的肥胖程度（见表7-1），可以排除身高对体重的影响，将不同身高的人士放在一起比较。比如两位女性，A身高1.7m、体重60kg，B身高1.65m、体重55kg，哪个更瘦一些？

表7-1　体重等级标准

| BMI | 等级 |
|---|---|
| ≥28.0 | 肥胖 |
| 24.0~27.9 | 超重 |
| 18.5≤BMI<24 | 正常 |
| <18.5 | 体重过低 |

A的BMI=60÷[1.7]$^2$=20.76

B的BMI=55÷[1.65]$^2$=20.20

两个人差不多瘦，但显然B更瘦一些。两个人的体重都在正常值范围内。

单纯采用BMI评估也有局限性。例如对于肌肉发达的人以及水肿的病人来说，可能会将实际体重正常误判为体重超标。而老年人因瘦体组织随年龄出现明显减少，用BMI评估可能会将实际上超重的人误判为体重正常。

另外BMI不分男女。从生活经验看，同样身高的男生女生肌肉含量不同，用这个公式，很可能会将体重正常的男孩子误判为超重。

BMI不能反映年龄、性别、种族、疾病等造成的体脂含量以及分布的不同。因此，人们又提出了体重评价公式，这是一个分男女的公式。

**体重评价公式**

女性的理想体重（kg）=[身高（cm）−100]×0.85

用实际体重除以理想体重得到一个数值，将该数值与表7-2对应，你就知道体重是否正常了。

表7-2

| 结果 | 体重正常程度 |
| --- | --- |
| >120% | 肥胖 |
| 111%~120% | 超重 |
| 91%~110% | 正常 |
| 80%~90% | 偏轻 |
| <80% | 消瘦 |

身高170cm女性的理想体重=[170−100]×0.85=59.5kg

身高165cm女性的理想体重=[165−100]×0.85=55.25kg

身高160cm女性的理想体重=[160−100]×0.85=51kg

那么据此来看，上文的A和B两位女士体重都非常理想。

假如A是一位运动员，常年进行训练，身上肌肉比较发达，腰围较细，B则是一个宅女，平常很少运动，腰围较粗，那么还能得出B和A差不多瘦的结论吗？

不一定。

**腰围测定**

评估体重，是为了评估心血管疾病的发病风险。如果腹部脂肪堆积，那么心血管疾病的发病风险就会增大。

腰围是衡量脂肪在腹部蓄积程度的最简单实用的指标。因此，腰围测定和BMI一样，都是判定肥胖的核心指标。

腰围测定，必要时进行体脂测定，可弥补BMI和体重评价公式的不足。

中国成人超重与肥胖的体重指数和腰围界限值与患相关疾病风险的关系如表7-3。

表7-3

| BMI | 等级 | 腰围（cm） | | |
| --- | --- | --- | --- | --- |
| | | 男 <85<br>女 <80 | 男85~95<br>女 80~90 | 男 >95<br>女 >90 |
| ≥28.0 | 肥胖 | 高 | 极高 | 极高 |
| 24.0~27.9 | 超重 | 增加 | 高 | 极高 |
| 18.5≤BMI<24 | 正常 | — | 增加 | 高 |
| <18.5 | 体重过低 | — | — | — |

比如A女作为运动员，腰围只有72cm，而B女作为宅女，腰围为77cm。尽管两人体重都在正常范围内，但是显然B女的脂肪分布不合理，患心血管疾病的风险要比A女高。

**减肥得要管住嘴**

控制体重的核心在于合理摄入营养物质，维持能量平衡。

能量入大于出，则剩余部分转化为脂肪，导致超重或者肥胖。若能量入不敷出，则能量负平衡，欠缺的部分需动员体内脂肪燃烧供给，导致体重下降。能量过剩和低下都是营养不良，会导致某些慢性疾病的发生风险高。

在体重控制上，有些风险因素不可改变，如年龄、性别、绝经、家族史、种族等。但有些风险因素可以改变，如高血压、高血脂、吸烟、糖尿病、久坐、肥胖、雌激素水平不正常等。目前，肥胖症的治疗，有医学营养治疗（MNT）、运动疗法、药物疗法和手术疗法等。对于轻中度肥胖患者，合理的医学营养治疗可取得一定疗效。对于重度肥胖和恶性肥胖，常需借助药物和手术治疗。

### 能量计算

根据体重情况和活动强度，确定相对应的单位能量值（见表7-4），然后再乘以自己身高对应的理想体重，即为每日需要的总能量。

表7-4　中年女性每日需要的单位能量值（kcal/kg）

| | 轻体力活动<br>（办公室文员等） | 中等体力活动<br>（教师、护士等） | 重体力活动<br>（职业舞蹈演员等） |
|---|---|---|---|
| 体重正常 | 30 | 35 | 40 |
| 超重/肥胖 | 20~25 | 25~30 | 30~35 |
| 偏轻/消瘦 | 35 | 40 | 45 |

比如一位女性，身高160cm，现实体重48kg，从事办公室文员工作。

其理想体重=（160–100）×0.85=51kg

实际体重占理想体重94%，属于正常范围，根据表格确定单位能量值为30kcal/kg，那么用单位能量乘以理想体重，可得出每日所需总能量1 530kcal。

老年女性所需的能量较中年女性少，一般来说，超过60岁，每增加10岁，总能量值应该减少10%，这样当她60~70岁时，需要1 337kcal；70~80岁时，需要1 224kcal；80~90岁时，需要1 071kcal。

这样的能量需求如何在食物中体现呢？

按照我国居民膳食特点，蛋白质占到总能量的10%~15%。中老年女性每日蛋白质摄入总量为60~70g，其中来自鱼肉蛋禽奶的优质蛋白应占到一半以上。每周至少要吃两次鱼。

中老年女性每日脂肪产热量不宜超过总能量的30%，即每日脂肪总量不超过60g，其中30g来自烹调植物油，其余来自瘦肉等动物性食品。尽量食用橄榄油、葵花籽油、芝麻油、豆油、花生油、玉米油等植物油，以保证多不饱和脂肪酸和单不饱和脂肪酸的含量至少各占到10%以上。减少饱和脂肪酸，比如肥肉、奶油、动物油脂的摄入量。坚果营养价值高，油脂含量也高，食用时要计入每日脂肪摄入总量，并酌情减少食用油的摄入。

碳水化合物的产热量占总能量的55%~60%，饮食应增加多糖类（如淀粉、纤维素），减少单糖（如葡萄糖）、双糖（如蔗糖）、果糖。食用的稻米小麦不要太精加工，增加薯类和粗粮比重等血糖指数（GI）低的食物，实施高纤维饮食，既能减少热量摄入，增加饱腹感，又能促进肠蠕动，预防便秘。

在注意按比例摄入三大类营养素的同时，控制每日饮食总量至关重要。不要追求吃饱吃撑，吃到不饿即可。

同时，要以蔬菜—肉—米饭的顺序进食，这样血糖波动最小，减肥效果最好。

## 闺密心得

水果应该怎么吃？

香甜的水果中有一定的含糖量，因此吃多了水果也会长胖。对于糖尿病患者来说，水果的选择更是一门学问。

水果中的糖分主要有葡萄糖、果糖和蔗糖三种。果糖代谢不需要胰岛素参与。

选择水果要看两个指数：GI（见表7-5）和食物血糖负

荷（GL）。GI，也叫升糖指数，侧重于质，即与同样质量的葡萄糖比，升高血糖的速度和能力。GL由GI推导而来，侧重于量，表示碳水化合物数量对血糖的影响。GL＝食物GI×摄入该食物的实际可利用碳水化合物的含量（g）。

为了控制摄入糖分，减少胰岛素抵抗的发生，如吃GI高的食物，则一定要降低GL，即少吃点；吃GI低的食物，也不能无限制食用，要有个最高限量。

表7-5　常见水果的GI值

| >70 | 西瓜（72） |
|---|---|
| 55~70 | 凤梨（65）、葡萄干（64）、菠萝（60）、无籽葡萄（56）、芒果（55） |
| <55 | 香蕉（52）、猕猴桃（52）、葡萄（43）、柑（43）、苹果（36）、梨（36）、草莓（29）、桃（28）、柚子（25）、樱桃（22） |

## 学点医学知识

点心或者水果越甜，热量越高吗？

甜度和热量是两个概念。

甜度主要由糖类和甜味剂产生。甜度的数值主要是和20℃下的10%或者15%的蔗糖水溶液比较得到的相对值。

热量则来源广泛，三大营养素碳水化合物（单糖和多糖）、脂肪和蛋白质经人体代谢均可作为产能物质，提供热量。

仅就糖类而言，甜度和热量也不是一致的。

甜度顺序：果糖＞蔗糖＞葡萄糖＞麦芽糖。

热量顺序：葡萄糖＞果糖＞蔗糖＞麦芽糖。

其中，果糖摄入过多，会在体内转化为甘油，继而促进体内脂肪的合成，同时果糖还能降低身体对胰岛素的敏感度，引发肝脏的脂肪产生过氧化反应，进而引发细胞衰亡、肝纤维化等病变。饮料中多采用果糖作为甜味剂，因此不喝酒、仅过度摄入甜饮料也会引发脂肪肝。

## 更年期也会营养不良

有些女性为了抵制更年期的中心性肥胖，一味地坚持素食，或者节食减肥。实际上，吃不好会导致肥胖，也会导致营养不良。更年期的饮食原则是：高质少量，重视蛋白质、维生素和微量元素的摄入。

人体每日需要的营养素超过40种，分为七大类：蛋白质、脂肪、糖类（碳水化合物）、维生素、常量元素和微量元素、水、膳食纤维。为了涵盖这七大类营养素，每日食物应包括五大类。

**动物性食物**。作为优质蛋白质，其氨基酸组成符合人体需要，可补充植物蛋白质中赖氨酸的不足；维生素A、$B_1$、$B_2$丰富，以血色素铁为主，利用率比植物中的叶绿素铁高。

**谷类和薯类**。谷粒表层糠麸的维生素、矿物质和膳食纤维含量高，应尽量食用全麦以及糙米。红薯、木薯、马铃薯中膳食纤维、多种维生素和矿物质含量高。

**蔬菜水果类**。中华医学会妇产科学分会绝经学组发表的《中国绝经管理与绝经激素治疗指南（2018）》中建议，每日进食水果和蔬菜不少于250g，尤其要吃一些深绿叶菜，以补充铁、铜、维生素C、烟酸、叶酸、维生素A等。

**大豆及其制品**。富含丰富的优质蛋白质、不饱和脂肪酸、钙、烟酸等B族维生素。

**能量食物**。油脂、坚果等。

此外，还应注意以下几个方面。

**低盐饮食**。每日摄入食盐总量6g以下。

**保证饮水量**。中老年女性每日需水量2 500ml，其中1 200~1 500ml来自饮用水，700~1 000ml来自食物中的水，其余300毫升来自体内代谢。养成定时喝水的习惯，对防治心脑血管疾病的发生以及通便均有好处。患有慢性肾功能衰竭或心功能不全的人群，应适量限制饮水。

**补充钙和维生素D**。这是各类骨质疏松症的基础治疗方法。

我国推荐50岁以上人群的每日钙摄入量为1 000mg，维生素D的摄入量为600IU。牛奶是理想的钙来源。浓茶、可乐、咖啡等含咖啡因，可导致尿钙和内源性粪钙丢失。另外，坚持低盐饮食不仅对消肿降压有好处，还可减少尿钙的排出。

# 闺密问答

**更年期能喝茶吗？**

依据个人的生活习惯来选择，没有定论。从成分来看，茶叶中含有丰富的类黄酮，如植物雌激素和异丙氧黄酮。低浓度茶水，可缓解更年期综合征，包括关节疼痛。茶水中的氟化物也可减缓骨质疏松症状。但浓茶容易造成钙丢失。

**更年期能喝酒吗？**

这个问题也是没有定论的，建议根据个人长期以来的生活习惯确定。总体说来，适量饮酒可能有少许好处，如增加血清中雌激素分泌量，进而增加骨矿物质密度，同时减少甲状旁腺激素的分泌量，减少骨吸收量。饮酒量每日不超过 20g。

但是过量饮酒肯定是不好的。过量饮酒是发生骨质疏松症的一个危险因素，可直接抑制成骨细胞的骨形成，损害肝脏，影响肠道对脂肪、维生素 D 和钙剂的吸收，增加跌倒的可能性和骨折风险，尤其是髋部骨折的发生率。过多饮酒与认知障碍关系密切，可损害肝、脑，增加高血压发病率和增大体重指数。

**纯素食好不好？**

纯素食不利于健康，蛋白质少会导致体质虚弱，抵抗力下降。

纯素食还会导致肠道内烟酸、草酸含量高，抑制钙吸收。

## 更年期运动好处多多

要想控制体重，还要加强体育运动。运动带来的好处不只是减肥。任何体育运动都比久坐要好。

**为了减肥，要运动。** 运动干预的敏感年龄是围绝经期和绝经后最初几年，运动干预的时间应在一年以上。人们研究发现，运动干预效果与女性体重、肌肉含量和体脂百分比呈高度相关。已经处于或者接近理想体质的女性，运动干预对其效果最好。女性进入更年期后基础代谢率会下降，只有运动才能有效提升基础代谢率，让减肥大业事半功倍。对于体重超标的女性，需要结合饮食控制和运动，在减肥初期节食效果会更明显，但如果一味地节食，不运动，基础代谢率低，那么减到一定程度后体重将很难继续降低，稍微恢复饮食后体重往往会反弹。

**为了骨骼健康，要运动。** 我国60岁以上老年人骨质疏松症的发病率接近60%，并且逐年增高。长期有氧运动是绝经后妇女骨质疏松症干预的最积极疗法，也是唯一的非药物疗法，最佳方式是中等强度的有氧运动，每周3~5次，每次持续时间至少30分钟。什么是中等强度的运动？主观感觉心率有明显加快，但感觉很舒适。但绝不可一味地追求心率加快，否则可能带来危险。每周增加2次额外的抗阻力练习，并尽量避免肌肉–关节–骨骼系统损伤。运动中，骨骼承受机械应力后，骨骼的密度和强度会增加，肌肉强度也可增加，神经功能改善，从而减少跌倒的发生率，继而降低骨折的发生率，还可减轻因骨质疏松症引起的疼痛。

为了预防心血管疾病，要运动。规律的有氧运动可改善更年期妇女体内内环境，有效缓解更年期症状。同时，运动可使消化、平衡、肌肉力量、情绪、认知以及睡眠质量更好，可显著降低心脏不良事件、脑卒中、骨折以及乳腺癌的发生率。

为了调整情绪，改善睡眠，也要运动。运动后，身体疲惫，大脑会相应地增加深度睡眠的时间，入睡更快，睡得也更香甜。每日体温的节律性波动，是非常重要的控制睡眠的调节器。有氧运动能显著提升体温，优化当日的体温曲线，增加体温差，有助于更快入睡。户外运动可以让人晒到太阳，调整松果体分泌的褪黑素的昼夜节律，有助于夜晚时褪黑素大量分泌，促进睡眠。

## 坚决地戒掉吸烟

更年期女性，最好意志坚决地戒掉吸烟。

女性吸烟可伴发过早绝经，且E2水平较低，吸烟者进入更年期要比不吸烟者平均早1~2年。

吸烟是骨质疏松症的危险因素之一。烟草里的烟碱含量与骨密度的降低呈正相关。烟碱直接或间接刺激破骨细胞，增加骨吸收，抑制骨形成，增加碱性磷酸酶活性，使骨吸收和骨形成之间的平衡失调。吸烟使肠钙吸收减少，骨量丢失率为正常的1.5~2倍。

吸烟多伴有咳嗽，严重者有哮喘，呼吸困难，导致长期腹压增加，容易发生压力性尿失禁。

吸烟导致的血小板聚集增强和血管内皮细胞的退行性变化，导致血栓风险增加。

吸烟是老年人认知功能减退的重要危险因素。吸烟人群中，目前仍在吸烟的人，对认知功能的危险性较大。吸烟并口服避孕药的女性血栓风险增加。

**更年期心态情绪调理**

多年来的临床经验告诉我，积极乐观女性的更年期会度过得相对容易些。人的自然年龄（序齿年龄）无法控制，人的心理年龄却是可以控制的。

以下是我给女性朋友们的一些建议。

**重视自我**

小时候，我们的道路常常是由父母或是别人来帮助选择，自主的余地并不大；慢慢地我们长大，但每个人心灵成长的速度不一样；不管怎样，到了这个年龄，人生路已大致走了一半，是时候该重新审视、充分考虑一下今后的路该如何走了。我们已经有了一定的阅历、一定的沉淀，应该睿智、从容地面对生活给予我们的一切了。我们这一辈人受到的教育多是要克己为人，建议到这个时候应该要适当突出"自我"，不用总是活在别人的期待和评价标准当中，重心不要都放在老公和孩子的身上。外面的世界很大很精彩，当你的世界变大后，你会发现自己的格局也会变大，变得大度的你也会更受到周围人包括自己家人的欢迎。

鼓励有自己适当的朋友圈，多交一些有正能量的朋友。那些已经顺利度过更年期的女性会有很好的示范作用。适当的群体活动特别有助于心理健康，也有利于情绪调节。女性朋友们不妨呼朋唤友，跳跳广场舞，一起游山玩水，或者餐聚倾诉。把圈子从小家庭扩展到朋友圈，可以给家人一定的自由空间，避免亲密关系引发的摩擦。

**丰盈自我**

适当修身养性，培养新的兴趣爱好。让自己有所作为，适度接受一些挑战，继而持续地获得自我价值感，可以推迟衰老的来临。或许您在小时候错过了上兴趣班、培养特长的机会，现在是给自己补偿的一个好机会，可以学一学书法、美术、音乐、舞蹈，或者刺绣、服装设计、珠宝。我的临床患者们正是这么做的，有人学会了古筝，有人画出了美丽的国画，还有人把自己新设计的小饰品带到门诊请我品鉴。

建议多读书。可以适当读一些专业以外的"闲书"。年轻时读不进去的那些书也不妨打开试试，比如一些哲学或是社科类的书籍。女性可能普遍对这类书籍不感兴趣，但是当你有了一定的阅历后，再读这些书，感受会完全不同，至少我本人是如此。书籍，可以让我们的内心更丰盈。


**人生不设限**

有些女性朋友，觉得人到中年，就该闲养，享受什么都不要做的懒散。殊不知，人的精气神，散起来容易，再聚起来很难。而一个人最难受的状态，就是每天有大把的时间却无所事事，心灵无所寄托，找不到人生的价值感。

建议大家给自己一点小激励。处于这个年龄段的您，有着独特的魅力。这时候的您，已经不是初入职场的小白，现在经验值爆棚，体力也还好，家庭的拖累随着孩子长大成人也暂告一段落，其实这时是您人生中最好的时光。

对于一些职场女性而言，可能这时候正处于职业生涯的重要阶段，那么，我们正好可以趁着这段时光好好做一下自己的事业。对于另一些女性，或许您正准备退休或者已经退休，那么恭喜您，您将有大把的时间去学习。可能有一些朋友说，学习那不是孩子们应该做的事情吗！这个年龄了，还学啥啊？其实学习是一辈子的事情。社会日新月异，新的技术不断出现，如果不学习，会很快被时代抛弃，甚至连日常生活都会受到影响。

2021年，神舟十二号载人航天飞船成功完成太空飞行，3名宇航员分别出生于1964年、1966年和1975年。看到这些出生年份时，我的第一反应就是：这不正是我更年期门诊当中女性朋友们最常见的年龄段吗！宇航员们还可以在太空翱翔，这个年龄段的我们当然可以不设限！

今年我的孩子20岁，他生日时我发了一条朋友圈："你已长大，我还未老，真好！"我是真正的有感而发。总体来说，我的孩子整个求学路上并没有让我太操心，算得上一路顺遂，但即使这样，在他进入大学前后，我的心理感受是完全不一样的。在他拿到大学录取通知书的那一刻，我由衷感到"轻松"了！自从他上大学后，我可以更加从容地加班，更加从容地做我想做的事情了。

推荐"无龄感"生活，不要轻言"老"。请忘掉岁月的流逝，像孩童一样憧憬未知的降临，对一切依然保持足够的好奇，努力让自己变得更好。


更年期出现的机体衰弱往往使人感到身心疲惫，会引发紧张、抑郁、焦虑等负性情绪。

当更年期女性找到自己的人生舞台后，很多平日里在意的小问题，就不再是问题了！人会变得更加开朗豁达。

中老年夫妻同样有爱情，有性的生理需求，没必要绝经即绝欲，主动回避性生活。合理的性生活，有利于延年益寿。

自检一下，看看是否符合WHO自我检测衡量健康的"五好三良"：

"五好"：吃饭好、走路好、两便好、睡眠好、健康好。

"三良"：个人性格和情绪良好，处事能力良好，人际关系良好。

# 第八章

## 绝经激素治疗的历史回顾

陌生导致排斥，熟悉易于接纳。

绝经激素治疗，很多人光看名字就本能地对其感到排斥。过去，对肾上腺糖皮质激素的某些滥用已经让激素污名化了。很多女性一听到激素两个字，就会担心长胖、引发骨质疏松症。殊不知，激素在人体内有好多种，胰岛素、生长激素、甲状腺激素这些大家熟悉的名称其实都是激素。

实际上，人体生长发育和维持健康每时每刻都离不开激素，它们在正确的时间出现在正确的地点，以正确的剂量，做正确的事情。这个过程非常精确，乱一点点，往往差之毫厘，谬以千里。

更年期一味地拒绝绝经激素治疗，或者盲目地运用绝经激素治疗，这两个极端过犹不及，都是错误的。

让我们先从绝经激素治疗的历史说起。

从历史中，我们可以更好地了解绝经激素治疗的过去、现在以及将来。

## 性激素的发现和早期应用

很早以前，人们就观察到了男女两性发育上的差异，并好奇其内在机制。19世纪中叶，有人做了一些动物实验，发现睾丸和卵巢可以维持第二性征。19世纪末，有人提出了"脏器制剂疗法"，通过动物做试验提取过滤液注入男性或女性体内，以求刺激男人和女人的性能力。这种早期探索虽有野蛮粗暴之嫌，但也发现了一些事实。19世纪末，人们成功地用动物甲状腺组织治疗甲状腺功能减退症，并且发现，被移植了年长动物的卵巢组织后，年幼动物出现性早熟。

1902年，英国科学家首次通过实验证明了内分泌的存在，并将内分泌产生的化学物质命名为"Hormone"，早期中文翻译为"荷尔蒙"，现在叫作"激素"。他们认为，这些激素由组织器官产生，之后经血液循环到达全身，并影响特定组织器官的生长发育。

前文提到过，人体中的激素有很多种，接下来就让我们聚焦到性激素上。

1926年，科学家在人的尿液中检测出雌激素；1929年，又从孕妇尿中分离出雌酮；1930年，从孕妇尿中分离出E3；1936年，从猪卵巢中分离出E2。

之后，雌激素的生产进入商业化生产的探索阶段。1941年，第一个商业化口服雌激素诞生了，是从孕马尿中提取的含有多种雌激素成分的结合雌激素。

20世纪40年代，已经开始使用结合雌激素治疗更年期症状。

雌激素治疗更年期综合征往往是立竿见影的效果，从诞生之初就受到了广大女性的热烈欢迎，迅速迎来了第一个应用高潮。

……

但是萝卜快了不洗泥，仓促之中，难免有不完善之处。不完善的具体表现为，早期更年期绝经激素治疗中单纯采用雌激素治疗，没有考虑到性激素之间的相互作用。


## 单用雌激素和子宫内膜癌

20世纪70年代，人们发现，性激素疗法虽然治疗更年期综合征有奇效，但子宫内膜癌的发病率却上升了。激素疗法陷入低谷。

在前面的章节中，我们详细叙述了月经周期中雌激素在前半周期促进内膜增殖，孕激素在后半周期出现，逆转子宫内膜增殖，并促进子宫内膜转化为分泌型内膜的过程。若在此周期中未受孕，孕激素则会促进子宫内膜脱落。这是孕激素对子宫内膜的保护。在孕激素缺席的前提下，单用雌激素有增加子宫内膜癌的风险，尤其是在雌激素量大和长期应用时，风险明显增加。

1971年，世界健康基金会强调，更年期补充雌激素时应添加孕激素，以对抗单纯应用雌激素对子宫内膜的刺激。同时指出，更年期补充雌激素的目的是恢复和维持妇女的健康，而非使雌激素达到绝经前水平，即对雌激素的应用剂量应进行重新审视。

从20世纪80年代开始，在应用雌激素的同时，普遍添加孕激素。研究表明，每个周期使用孕激素10~14天，可以将子宫内膜癌的风险降至普通人群水平。

然而雌孕激素序贯疗法会在更年期女性中引发类似月经的周期性阴道出血，即撤退性出血，给患者生活上带来不便。为此，对治疗方案进一步改进为"雌孕激素连续联合"的方案，这个方案克服了周期性的阴道出血，既保留了雌激素的益处，又没有带来新的健康风险。这标志着更年期性激素疗法日趋成熟，很快迎来了第二个应用高潮。

这时普遍将更年期的性激素治疗称为hormone replacement therapy，缩写是HRT，直译成中文就是"激素替代治疗"，后来我国的相关指南中为了突出剂量不是替代到生理期的高水平，只是促进健康的小剂量水平，将其称为"激素补充治疗"。在有些国家直接称为hormone therapy，缩写是HT，直译成中文是"激素治疗"。激素这个名词太过笼统，因此，近些年更明确地将之称为"绝经激素治疗"（menopausal hormone therapy，缩写是MHT）。这几个词的缩写在中文语境中的应用已经非常普遍，大家最好能够熟悉。在更年期领域，HRT、HT、MHT的内涵实际上是一致的。不过为了使大家阅读时更好理解，本书中还是尽量用中文表达。


**不同研究的结果彼此矛盾**


为了验证绝经激素治疗对人体各器官的长期作用，国外开展了一些大型研究，参与试验的女性人数众多，跨越时间长。比较著名的有NHS（护士健康研究）、HERS（心脏与雌激素/孕激素替代研究）、WHI（妇女健康基础干预研究）、MWS（百万妇女研究）、E3N研究。

1976年，美国启动大规模前瞻性研究NHS，NHS涉及11个州，121 700名30~55岁的注册女护士参加。1989年，又有116 000位年轻女护士作为试验对象加入研究。该研究一直持续到现在。

在完成对参试者关于癌症和心血管疾病的问卷调查后，每隔2年都要跟踪调查并且更新一系列涉及心脏病危险因素的数据。结果研究者发现，在绝经初期，年龄在45~55岁接受激素疗法的女性，日后罹患心脏病的风险比没有接受激素疗法的女性低30%。

这项研究让专家和大众都信心倍增。既然绝经激素治疗能够在健康女性中预防心脏病发生，那么对于已经患有心脏病的女性又作用如何呢？

1994年进行的HERS项目，有2 763名绝经后冠心病女性参与，平均年龄67岁，随机分为激素治疗组和安慰剂组。1998年，研究者公布了研究结果，绝经激素治疗对冠心病再次发作的预防，早期益处不大，甚至可能增加发作风险；在应用后期有益，可以降低发作风险。

该研究使得大家进一步关注绝经激素治疗对心血管的作用。

1998年，HERS项目继续进行，称为HERS2研究。2002年，HERS2的结果表明，绝经激素治疗不能用于冠心病的二级预防，即对已患冠心病的女性无效。

## 学点医学知识

临床的疾病预防分为三级。一级预防又称病因预防，即采取各种措施来控制或消除影响健康的危险因素，即不生病。二级预防又称临床前预防，即早诊早治，将已发生的疾病扼杀在萌芽状态。三级预防又称临床预防，即开展临床治疗，尽可能为病人争取最好的治疗结果。

## 绝经激素治疗的第二个低谷

1992年美国启动的WHI是一项大型研究，既包括随机双盲安慰剂对照研究，也包括观察性研究，共有40个临床中心、161 000名更年期女性参加。

WHI研究的目的是探讨各项干预对更年期女性慢性疾病的影响。为此，其临床试验除了性激素治疗组外，还有低脂饮食、补充钙与维生素两个试验组。三个试验组随机分配，互不交叉，以求获得三项措施对女性健康的独立干预结果。试验设定的主要研究指标是冠心病、非致死性心肌梗死和死亡。次要指标是脑卒中、肺栓塞、子宫内膜癌、结肠癌、髋部骨折、其他原因引起的死亡。主要副作用终点指标是浸润性乳腺癌。

共有27 347名健康绝经后女性参加性激素治疗的随机对照研

究试验。入选标准为50~79岁的绝经后女性。对保留子宫者进行雌孕激素（EPT组）联合治疗或者安慰剂治疗，共16 608人。无子宫者采用单纯雌激素（ET组）治疗或安慰剂治疗，共10 739人。

由于雌孕激素组浸润性乳腺癌的发病率超过了预定标准，2002年5月31日，研究者提前结束了这部分试验。单纯雌激素组则因为已有结果已经可以说明问题，在2004年2月被美国国立卫生研究院提前叫停。WHI没有证明单用雌激素会增加乳腺癌。

该研究结果发布后，性激素疗法陷入第二个低谷。大量正在进行绝经激素治疗的女性停止治疗。

2006年，WHI研究结果被再次讨论，健康的绝经后女性应用性激素7年，并不能对冠心病或者心肌梗死提供全面的保护，但试验中的年龄较小者（50~59岁）能从性激素治疗中获益，冠心病的风险降低。

为何年龄较小者和年长者从绝经激素治疗中的获益不同呢？

## 绝经激素治疗开始时机很重要

Meta分析，中文叫作荟萃分析，其本身不从事原始性研究，而是对同一主题下的原始研究进行收集、合并及统计分析，是循证医学的核心研究方法。

从Meta分析角度，如何看待上述研究结果？

大量流行病学家对 NHS、HERS 和 WHI 等进行了更细致的多层次分析，发现结果的差异性是由参与试验人群的差异性造成的。NHS 人群年龄是 30~55 岁。HERS 为确诊冠心病的绝经后妇女，平均年龄 66.7 岁。WHI 为 50~79 岁的健康绝经后妇女，平均年龄 63.3 岁，50% 合并有心血管病或者其危险因素。而年龄本身就是老年慢性病的危险因素。

2006 年针对 WHI 的分析认为，绝经近期开始性激素疗法，冠心病风险明显降低。绝经 10 年以上才开始使用性激素疗法，则冠心病风险并不降低。

这说明，绝经激素治疗有个最佳的启动时机，在这个时机启动，患者受益比较大，过了时机再启动治疗，患者受益不大，甚至有时会增加风险。

之后提出的绝经激素治疗启动时机的"窗口期"理论认为，绝经激素治疗的效果和治疗启动时机高度相关。

在围绝经期和绝经后早期，心血管总体还比较健康，此时应用雌激素，可以促进血管扩张，维持血管内皮完整，促进血脂向有利方向变化，从而有效延缓，甚至逆转心血管病变的进展，达到预防疾病、改善生活质量的目的。

当女性进入绝经后晚期阶段，心血管的病变已经进展到较为严重的程度，已经发生了动脉粥样硬化斑块，那么补充雌激素引发的血管扩张反应反而容易造成动脉粥样硬化斑块的脱落。脱落的斑块形成移动的血栓块，随血液循环流动，容易引起栓塞，从而引起临床的心血管事件。这个解释和 WHI 的亚组分析结果高度吻合，绝经10年之内开始应用绝经激素治疗的，其冠心病发病率低于安慰剂组，而绝经20年后再开始应用绝经激素治疗的，其冠心病发病率则高于安慰剂组。

## 闺密心声

循证治疗，任重道远。

更年期的症状错综复杂，绝大多数症状都不是更年期独有的，这使得更年期的临床诊断变得极为艰难，仿佛从一团乱麻中抽丝剥茧，理出疾病发生、发展的故事脉络。而这个故事中的主角们则是走马灯一样不断登台或者退至幕后的各种激素。激素置身之中进行表演的舞台则是各个器官组织，随着时间推移，故事情节不断变换。

更年期症状的诊断和治疗需要遵从循证医学。循证医学（EBM），又称实证医学，依据最佳的科研证据，通过高素质的临床医生，以临床流行病学为基础，用现代的医疗手段救治病人。而传统医学较多地依赖医生或者医疗团队的小范围经验，其诊疗所采用的证据并没有经过广泛严格的科学意义上的审视和检验。

循证医学强调证据，更强调对证据的审视。

它按照科学性和可靠性将证据大致分为如下五级，即不同来源获得的证据并非具有同样的可信性。

顶级的Ⅰ级证据，来自质量可靠的大样本多中心随机双盲对照试验或者高质量的 Meta 分析结果。

II 级证据，来自单个大样本的随机双盲对照试验。

这两个级别的证据的获得往往历经几年、十几年，经常是在多个医院、对上千甚至上万人开展临床研究，其试验方案要符合科学原则，例如随机、双盲、前瞻、对照等原则，如此采集的证据才具有较好的可信性，才可以推而广之，适用于大多数患者。

III 级证据，来自有对照组但是未采用随机方法分组的研究病例对照研究和队列研究。

最后两个级别的证据，IV 级证据来自对无对照的系统病例研究，V 级证据来自专家意见、描述性研究和病例报告。

所以，循证医学特别强调采用经过严格科学审视的医学证据，避免因名利或者其他原因而筛选证据。但是循证医学并不是刻板地把医学上最佳的治疗方案强加给病人，它也尊重病人基于价值观和个人偏好做出的个人选择。


## 绝经激素治疗与乳腺癌


在 20 世纪 70 年代以前只用雌激素的时代，性激素治疗的乳腺癌风险并没有受到关注。从 20 世纪 80 年代以来，因为要保护子宫内膜，对有子宫妇女采用雌孕激素联合应用，乳腺癌的风险逐渐受到重视。

关于绝经激素治疗对乳腺癌的影响，文献众多，结果差异较大。可能与用药的选择、用药时间长度、用药时机以及患者本身的特点（本身是否有乳腺癌的高危因素如肥胖、是否具有一些特定基因变异等）有关。

**单用雌激素的无子宫女性中乳腺癌情况**

WHI研究中的一个分支是对10 739名已切除子宫的绝经后妇女单用结合雌激素或安慰剂。2004年在《美国医学会杂志》（The Journal of the American Medical Association）上发表的研究结果表明，单用结合雌激素不增加乳腺癌风险。2020年《美国医学会杂志》上发表的对该研究随诊20年的结果认为，单用结合雌激素降低了乳腺癌风险：单用雌激素治疗组，不仅乳腺癌风险降低，而且因乳腺癌本身而致的死亡率更低，在发生乳腺癌后的全因死亡率也更低。

同样是单用雌激素，1996~2001年在英国进行的MWS研究，则有不同的结果，即单用雌激素增加了乳腺癌风险。法国E3N研究中单用雌激素的结果也提示增加了乳腺癌风险。至于口服途径与经皮途径应用雌激素对乳腺癌风险的影响，研究尚不充分，未明确其对乳腺癌风险的差异。

同样是单用雌激素，为什么对乳腺癌的影响不同？原因尚不明确，或许和应用的具体雌激素种类有关，也可能是研究设计、具体研究对象特征的差异所致。

**雌孕激素联合应用的有子宫女性中乳腺癌情况**

WHI研究的雌孕激素联合应用试验分支在16 608名有子宫的绝经后妇女中进行，该组采用结合雌激素加醋酸甲羟孕酮或安慰剂的治疗方法。2002年的最初结果显示，该项雌孕激素联合治疗增加了乳腺癌发生率；但是在2020年发表的延长随诊时间至20年的结果显示，雌孕激素联合治疗虽然从数值上看增加了乳腺癌发生率，但从统计学看，这种增加非常微弱，并未达到统计学显著意义，并且乳腺癌死亡率增加也没有达到统计学显著意义。

截至目前，在同一项研究中，雌激素和孕激素的组合使用总是大于单用雌激素的乳腺癌风险，WHI研究、MWS研究以及E3N中均是如此。

**乳腺癌的发生和选取的孕激素种类关系更密切**

在法国进行的一项著名的研究——E3N研究很好地验证了这个问题。E3N研究比较了采用不同种类孕激素配伍的雌激素治疗时乳腺癌风险的差异。结果发现，虽然采用的是同样的雌激素，但不同种类孕激素的乳腺癌风险差异很大，采用天然黄体酮或地屈孕酮的配伍，乳腺癌的风险明显低于含其他合成孕激素的方案。在芬兰进行的一项研究得到了与E3N研究非常类似的结论。

这意味着，乳腺癌的发生和选取的孕激素种类有关。有的种类对乳腺安全，有的对乳腺不安全。临床上应选取对乳腺安全的孕激素，即天然黄体酮或接近天然的地屈孕酮。

乳腺癌的发病因素很多。在评估性激素疗法和乳腺癌关系时，很难排除这些因素的影响，因此，不同的研究往往得出相反的结果。

**影响乳腺癌发生的各类因素**

**1. 肥胖**

肥胖本身是乳腺癌的危险因素，即肥胖女性相对于体重正常的女性更容易患乳腺癌。

采用性激素治疗增加肥胖女性患乳腺癌的风险，和乳腺癌的类型有关。

按照乳腺癌细胞有无雌激素受体（ER）、孕激素受体（PR）、和人表皮生长因子受体-2（HER2），乳腺癌可分为四种类型：第一类，ER阳性、PR阳性、HER2阴性；第二类，ER、PR、HER2均阴性（这种类型也被称为三阴乳腺癌）；第三类，ER阴性、PR阴性、HER2阳性；第四类，ER阳性、PR阳性、HER2阳性。

接受性激素治疗的肥胖女性，增加的是绝经后ER阳性的乳腺癌发生率。ER阴性的乳腺癌，则不论处于哪个阶段，肥胖均不影响其发生率。

**2. 家族史**

BRCA1/2基因突变的女性患乳腺癌和卵巢癌的风险明显增加。为预防这两种恶性肿瘤，建议在患者完成生育后进行预防性双侧卵巢切除（BPO）。目前BRCA1/2携带者预防性双侧卵巢切除后可否进行绝经激素治疗，尚无结论。

总之，绝经激素治疗与乳腺癌的风险尚无明确结论。其中一个可能原因是影响乳腺癌发生的因素比较多。与这些因素相比，激素治疗的影响并不突出，甚至小于常见的不良生活方式对乳腺癌的影响。

以挪威和瑞典为例，2003~2008年性激素治疗的应用减少了70％，但乳腺癌的发生率并没有变化。在2008年后性激素治疗进一步减少，但乳腺癌的发生率近期又开始增加。这说明除性激素治疗的影响外，其他因素对乳腺癌的影响可能更大。

2013年国际绝经学会牵头发表《关于绝经激素治疗的全球共识声明》，阐述了性激素治疗与乳腺癌的风险关系：性激素治疗相关的乳腺癌风险问题复杂且尚未明了。所增加的乳腺癌患病风险主要与绝经激素治疗中的孕激素有关，并与其应用的持续时间有关。源于绝经激素治疗的乳腺癌发生风险很低，并且在停止用药后，乳腺癌发生风险会下降。

作为临床医生，在给予患者绝经激素治疗时，应充分全面告知患者绝经激素治疗的获益和可能风险，在其充分知情的基础上，由患者做出选择。


## 绝经激素治疗的理想形式

1990年，国际绝经大会提出，理想的激素补充疗法应当：

有效缓解症状；

预防相关器官的萎缩；

预防和延缓骨质疏松症的发生；

对脂肪代谢起正性效应，保护心血管的功能；

减少心理障碍；

无阴道出血；

不增加致癌风险。

此外，这次会议提出了选择性受体调节剂（SERM）的概念。好的治疗，既要对需要雌激素的靶组织起作用，又要对不需要雌激素的组织不起作用。比如对骨质、心血管和脑组织起作用，而对子宫内膜和乳腺不起作用。

这是一个很高的要求。因为在女性身体内，很多器官和组织都有雌激素受体，选择性地规避一些器官，作用于另一些器官，这对药物的组织器官特异性提出了很高的要求。

雷洛昔芬是推向市场的第一代SERM，实现了雌激素对骨、心血管等的保护，又在子宫内膜和乳腺处规避了雌激素的影响，不会增加子宫内膜癌和乳腺癌风险。然而目前的SERM由于强调组织器官的特异性，其对部分更年期问题尚无解决之道，尤其是应用后潮热出汗反而增加，导致其在临床使用上受到限制。苯卓昔芬是第二代SERM，国外已有应用，国内尚未上市，其临床证据尚不充分，还需进一步观察。

替勃龙是一种与经典的以雌激素补充为核心的绝经激素治疗

很不一样的药物。其本质上是一种单一化合物（7-甲基异炔诺酮），在体内代谢后的不同代谢产物具有雌激素、孕激素和弱的雄激素活性。更特殊的是，该药在不同组织中具有组织选择性。在乳腺中，替勃龙的羟基代谢产物在磺基转移酶的作用下结合一个硫酸根，生成硫酸盐，而这种硫酸盐是没有生物活性的，从而显著降低了乳房压痛的产生，同时也不会增加乳腺的密度。

# 第九章

# 临床应用中的绝经激素治疗

更年期女性为何会出现这么多不适？本质原因就是雌激素水平剧烈波动或快速下降，导致有雌激素受体的很多组织器官手忙脚乱，功能失调。同时，孕激素不足，雄激素水平下降，导致了子宫、卵巢、性生活等方面的诸多问题。

而三种性激素的经常性缺席，又拖累下丘脑、垂体等神经中枢出现功能紊乱，继而连累甲状腺、肾上腺、胰岛等一系列内分泌器官，甚至脂肪组织的细胞因子分泌。

这个过程犹如往水中扔去一块石子，荡起的涟漪一波波地向外扩散。制止这一波波涟漪的办法就是尽可能平稳地扔一块小石子，绝经激素治疗做的就是这个"压水花"的工作，让其他激素平稳地接受雌激素的原有工作，让全身的内分泌腺体及其分泌的激素重新在正确的时间出现在正确的地点，以正确的剂量做正确的事情。

绝经激素治疗的核心在于把握好"度"，这个度在临床上就是厘清适应证与禁忌证，认真审视核实"开始激素治疗的时机"、采用的"激素种类"和"激素剂量"。

## 绝经激素治疗的适应证

t女士。46岁那年，她因子宫腺肌病，放置左炔诺孕酮宫内缓释节育系统，之后经血量逐渐减少，痛经缓解。49岁时，她出现潮热出汗、心慌、脾气暴躁、关节疼痛、阴道干涩等更年期症状，在出现症状的一个月内就诊，开始经皮应用雌激素凝胶。50岁绝经，到现在为止刚好一年。现在除偶尔有阴道干涩外，其他症状都近乎消失。女性更年期症状评价量表改良Kupperman评分由治疗前的30分下降到7分，有很大好转。现在t女士51岁了，前来取环，并且调整激素治疗方案。

### 闺密心得

这是一位长期随诊、治疗依从性特别好的病人。

之前她患有子宫腺肌病，痛经并且月经量多。因为她当时比较年轻，我就给她放了左炔诺孕酮宫内缓释节育系统，月经得到了很好的管理。

49岁时，她出现了更年期症状。因为之前放了左炔诺孕酮宫内缓释节育系统，已经补充了孕激素，因此只需补充雌激素。我给她选择的是经皮雌激素，一开始用小剂量，虽然症状有所缓解，但缓解程度不够令人满意，于是一个月后，增加剂量，症状缓解令人满意。后续保持这个剂量。

　　t女士体内的左炔诺孕酮宫内缓释节育系统已经放了5年，到期了，这次她来就诊取环后，我和她商量，口服孕激素，同时继续经皮应用雌激素凝胶。

　　更年期的本质是卵巢到期退休，功能衰竭，导致其所分泌的雌、孕激素缺乏，继而引发更年期症状。绝经激素治疗针对更年期的本质原因进行对因治疗，比对症治疗更加寻本溯源。在绝经的不同阶段，针对不同年龄、是否还想来月经，选择不同的方案和药物，剂量也不断调整。

　　u女士，她才36岁，月经不规律已经持续4年，并且就诊时在排除妊娠的情况下，已经停经2个月。

　　u女士的情况比较特殊。她婚后一直不孕。32岁时每次月经出血都要持续9~12天。为了当妈妈，她33岁的时候想做试管婴儿，打了促排卵针但并没能成功促卵，取卵失败。之后月经周期延长为45~55天，体重增加明显，3年增重10kg。就诊前2个月，她出现了潮热出汗、睡眠浅且易醒、阴道干燥但性交无疼痛、情绪暴躁、敏感爱吵架等症状。

　　诊断结果：早发性卵巢功能不全。

## 闺密心得

　　这是一位典型的早发性卵巢功能不全患者，符合激素疗法的适应证。目前月经停止 2 个月，所以先用药使月经来潮。

　　我在问诊中得知，她的母亲在 51 岁绝经，绝经年龄正常。因此，她的卵巢功能提前衰竭不是遗传性的。

　　困扰她的最大问题是情绪障碍。她也觉得自己不可理喻、不该吵架，可就是控制不住想发火。给她应用了雌孕激素序贯疗法，之后规律来月经，并且她的情绪障碍等更年期症状得到大幅度缓解。

　　v女士。51 岁时，因朝夕相伴的宠物猫去世，停经 2 个月，并在运动时比以前容易出汗。之后月经周期缩短，出汗问题加重，但无明显潮热。52 岁时，她发现自己泪点低，看电影、电视剧、新闻报道等动不动就热泪盈眶。之后她发现自己总掉头发，脱发明显，睡眠还好但梦多，没有心烦气躁。53 岁时，她的月经周期先缩短，后延长，近 2 个月才勉强来一次月经，每次量还很少。

## 闺密心得

　　V女士的症状并不严重，自己的总体感觉还不算太糟糕。犹豫了几个月后，她还是决定到妇科内分泌门诊，为健康寻求一个保险系数。尽管症状不算特别严重，但是她本人仍不愿意忍受，她来就诊时反复提到一个词"改变"，表示整个人跟以前有明显变化，虽然没有哪个方面特别不好，但总体上自己感觉不那么健康了，于是寻求治疗。她接受绝经激素治疗，应用雌孕激素序贯疗法后，自觉身心轻快，掉发、出汗问题都有所缓解。虽然V女士年龄不小了，但由于她月经还没有完全停止，还属于围绝经期，因此在选择药物的时候还得选择来月经的方案，用术语讲，就是雌孕激素序贯疗法。应用一段时间后，我们再择机改为不来月经的方案，即雌孕激素连续联合疗法。

　　W女士，49岁进入围绝经期，表现为月经周期紊乱，经血逐渐减少，出现潮热出汗、关节疼痛、入睡难、容易早醒、焦虑、急躁等问题。50岁时，她出现过2个月的停经，经中药治疗后，月经重新规律起来，症状也得到了很好的缓解。停药后，也未见反复。但是，她出现了反复的泌尿系统感染，一年要发作3~4次，每次都持续7~10天才缓解。51岁，月经稀发了2次后彻底停止，伴有焦虑、急躁。骨密度测定显示，骨量减少。还有一个突出的问题是性欲低下，性生活困难。她又苦熬了一年，实在忍不下去了，前来就诊。这时她已经停止月经1年半了。

诊断结果：更年期综合征，绝经生殖泌尿综合征，骨量减少。

## 闺密心得

这是典型的更年期综合征。反复发作性尿路感染和性欲低下是其突出问题。每次泌尿系统感染发作，她都要吃很多抗生素，服药后的疗效越来越差，病程越来越长，尿频、尿急、排尿痛，让她非常痛苦。这是她的第一个关注焦点。

第二个焦点是腰背痛，骨量减少。

第三个焦点是情绪问题，她经常不可控地陷入严重焦虑。

我给她选择了口服药，加上阴道局部用药，应用后泌尿系统感染没有再发作，阴道萎缩干涩明显好转，性欲也有所改善。同时，我也建议她补充钙剂、维生素 D，多喝牛奶、多运动、多晒太阳。

绝经激素治疗的治疗方案不是一成不变的，要根据病人的实际情况不断地进行调整。

# 学点医学知识

什么人可以应用绝经激素治疗？答案是，只有存在适应证的时候才考虑绝经激素治疗。

绝经激素治疗的适应证为：

（1）血管舒缩症状、疲倦、情绪障碍等全身症状；

（2）泌尿生殖道的局部问题，包括阴道干涩、外阴阴道疼痛瘙痒、性交痛、反复发作的萎缩性阴道炎、反复发作性尿路感染、夜尿、尿频、尿急等；

（3）存在骨质疏松症的危险因素或已经患有绝经后骨质疏松症。

现在医学界认为，卵巢早衰或早发性卵巢功能不全也是绝经激素治疗的明确适应证。只要不存在禁忌证，对于卵巢早衰或早发性卵巢功能不全的病人要尽早采用绝经激素治疗。

绝经激素治疗的主要获益是缓解绝经相关症状和预防骨质疏松症，对于启动时机恰当的女性，还有心血管方面的获益，减少心血管疾病的发生。围绝经期和绝经后早期女性与老年女性使用绝经激素治疗的风险和受益不同。对年龄小于60岁或绝经10年内、无禁忌证的女性，绝经激素治疗用于缓解血管舒缩症状、减缓骨量丢失和预防骨折的受益／风险比最高。

## 绝经激素治疗的禁忌证

x女士。56岁，已绝经3年。49岁那年，她做过乳腺癌手术，术后恢复良好，没有复发。在发现乳腺癌之前，她的月经还是比较规律的，但是在治疗乳腺癌的过程中打了化疗，月经就停止了。现在她的主要问题是潮热出汗、失眠以及阴道干涩。就诊目的：咨询是否可以应用绝经激素治疗。

诊断：更年期综合征，乳腺癌。

## 闺密心得

x 女士曾患有乳腺癌，因此不适合全身应用的绝经激素治疗。但不适合全身的绝经激素治疗不等于要放弃治疗。她明确存在潮热出汗、失眠，并且阴道局部萎缩明显，因此我给 x 女士选择了口服植物药和阴道局部应用润滑剂，潮热出汗、失眠的缓解效果不错，但阴道局部的效果不佳，于是我又加上了阴道局部雌激素，之后阴道局部症状才得以缓解。

并不是所有更年期女性都能采用绝经激素治疗。存在下面任一禁忌证即意味着不可以应用绝经激素治疗。

绝经激素治疗的禁忌证为：

（1）已知或怀疑妊娠；

（2）原因不明的阴道出血；

（3）已知或怀疑患有乳腺癌；

（4）已知或患有与性激素相关的恶性肿瘤；

（5）患有活动性静脉或动脉血栓栓塞性疾病（最近6个月内）；

（6）严重肝肾功能障碍；

（7）血卟啉病、耳硬化症；

（8）现在患有脑膜瘤。

更年期综合征的治疗方法有多种，绝经激素治疗是其中最有效的一种，但并不是唯一的一种。除此之外，还有多种药物可以用来治疗更年期综合征，包括中医中药、植物药以及一些5-羟色胺再摄取抑制剂。中医中药是祖国医学的瑰宝，在中国有广大的受众基础，对更年期综合征有一定的疗效。近年来应用现代医学的研究方法，部分中成药也获得了比较高级别的证据。中药治疗尤其适用于以下更年期综合征的患者：存在绝经激素治疗禁忌证，或者不愿意应用绝经激素治疗。对于那些月经仍然规律但已经开始出现症状、生活质量受到影响的女性，或者一时不能明确是否为更年期综合征的女性，中医中药也是一种较好的治疗选择。只是本人没有经过系统的中医知识培训，在此不敢赘述。如果打算采用中医药治疗，请找相应的医生进行辨证施治。

## 绝经激素治疗的副作用

y女士。长期甲状腺功能低下，严重过敏，甚至还发生过严重的哮喘。48岁时，出现月经稀发，经期延长。49岁时，出现潮热出汗、失眠、腿部无力等症状。服用中药后，上述症状有所缓解。52岁开始，症状加重，中药无效。外院就诊，给予雌孕激素序贯治疗，连续服用3个月，更年期症状有所缓解，但是乳房出现明显的胀痛。之后她自行将用药剂量减半，但更年期症状卷土重来，出现了心慌心悸，经心内科诊断没有发现器质性病因。于是，她恢复了用药剂量。

# 闺密心得

这位患者甲状腺功能低下，同时过敏比较严重，甚至还发生过严重的哮喘。所以她就诊时顾虑很多，患得患失，想谋求一个疗效好、完全没有副作用的万全之策。实际上，在医学领域绝大多数疾病的治疗上，都不存在这样的万全之策。

应用绝经激素治疗，要征求患者的知情同意，和患者充分沟通。除了必须符合有适应证、无禁忌证的要求，还必须让患者充分了解绝经激素治疗的利弊，在患者有通过绝经激素治疗改进自己健康状况的主观意愿的前提下，方可采取绝经激素治疗。

绝经激素治疗的副作用主要集中于乳腺癌和血栓方面。

绝经激素治疗相关的乳腺癌的绝对风险并不大，低于常见不良生活方式引起的乳腺癌风险，而且通过优化孕激素可以减少绝经激素治疗的乳腺癌风险。绝经激素治疗中的乳腺疼痛与乳腺癌风险之间并无直接关联，通常在用药的初期比较明显，随着用药时间延长而减轻。如乳腺痛明显，可以采用中成药对症治疗减轻疼痛症状，不建议直接停用绝经激素治疗。

绝经激素治疗的血栓风险主要与年龄有关。

患者经常顾虑的绝经激素治疗是否会引起发胖，则属于理解误区，从总体上来看，绝经激素治疗并不额外增加体重。

**绝经激素治疗会长胖吗？**

绝经后雌激素水平降低导致腹部脂肪增加。而绝经激素治疗在补充了雌激素后，可减少腹部脂肪堆积，减少总体脂肪量，改善胰岛素敏感度，降低Ⅱ型糖尿病的发病率。

## 对因治疗背后的精准医学

绝经激素治疗既可以有效缓解潮热出汗、疲乏、抑郁焦虑、肌肉骨关节痛、泌尿生殖道症状等一系列更年期相关症状，还可以有效预防骨质疏松症等更年期老年退化性问题，是唯一能够一揽子解决绝经相关问题，且最为有效的专业医疗措施。

绝经激素治疗的适应证和禁忌证，在医学史上并不是一成不变的。随着对疾病了解的加深，以及制药工业的发展，现代医学可以在病人个体层面更加精准地增进疗效，并规避风险。比如，系统性红斑狼疮曾被作为绝经激素治疗的禁忌证。现在医学界则认为，在其活动期不可以应用绝经激素治疗，但如果其病情已控制稳定，可以考虑应用绝经激素治疗。

临床情况错综复杂，每个病人的病情都不尽相同。子宫肌瘤、子宫内膜异位症、子宫内膜不典型增生、血栓形成倾向、胆囊疾病、系统性红斑狼疮、乳腺良性疾病及乳腺癌家族史、癫痫、偏头痛、哮喘等疾病，虽然不属于绝经激素治疗禁忌证，但是需要妇科内分泌医生联系相关专业的医生共同制订诊疗方案，并且进行比常规情况更严密的随诊。这些情况称为绝经激素治疗的慎用情况。

## 绝经激素治疗的基本原则

除了需要严格把握适应证和禁忌证外，绝经激素治疗还需要患者本人有应用绝经激素治疗的意愿。此外，根据历史上的两次风波，还有两条原则也必须强调。

### 添加孕激素原则

添加孕激素的目的是保护子宫内膜的安全，这是从历史上绝经激素治疗的第一次风波中吸取的教训。

凡是有子宫的女性在补充雌激素的同时还必须添加孕激素；已经切除子宫的女性通常不必再添加孕激素。子宫内膜异位症是一种例外情况，即使已经切除子宫，在刚开始治疗的前两年仍建议添加孕激素，目的是保护异位内膜。

### 早期启用绝经激素治疗原则

这主要是从心血管安全的角度出发，是从历史上绝经激素治疗的第二次风波中总结出来的经验。在绝经10年以内或60岁以前开始启动绝经激素治疗的女性，获益更多，风险最小。这个最适合绝经激素治疗启用的时机也被称为"窗口期"。

需说明的是，这两项原则都是针对系统性应用雌激素，即口服或经皮应用雌激素，而阴道局部使用低剂量雌激素不受此限制。目前有充分的证据显示，阴道局部低剂量雌激素在半年以内对子宫内膜是安全的，是无须添加孕激素的；其启用时机也不受"窗口期"影响，即使年龄大、绝经时间长的女性，也可应用阴道局部低剂量雌激素。

## 常用绝经激素治疗药物和方案（需遵医嘱）

我们按照用药途径逐一介绍。

### 口服途径的药物

雌激素有17β-雌二醇、戊酸雌二醇片和结合雌激素片。孕激素有天然黄体酮和合成孕激素。合成孕激素种类繁多，包括地屈孕酮、17α-羟孕酮衍生物、19-去甲睾酮衍生物、19-去甲孕酮衍生物、螺内酯衍生物等。虽然地屈孕酮从本质上来讲属于合成孕激素，但这是一种比较特殊的合成孕激素，因为其只跟孕激素受体结合，又被称为中性孕激素。还有雌、孕激素的复方制剂。另外还有一种特殊的药物——替勃龙。

口服用药途径是最经典的一种用药途径，符合大部分人的用药习惯，并且依从性高。绝经激素治疗利弊资料积累的主要来源是口服用药途径。口服用药途径由于存在肝脏首过效应，导致所需药物负荷量增加，可能增加血栓风险和胆囊结石的风险。

**非口服途径的药物**

包括经皮雌激素（凝胶或皮贴）、经阴道雌激素以及左炔诺孕酮宫内缓释节育系统。口服途径和经皮应用雌激素对全身起作用；经阴道雌激素则对泌尿道和生殖道局部起作用。

对于大多数女性而言，既可以选择口服途径，也可以选择经皮途径，但对于有静脉血栓栓塞和缺血性脑卒中风险的女性，则建议使用经皮雌激素。年龄是血栓的高危因素，因此对于年龄较大女性而言，经皮途径雌激素更为安全。经皮雌激素的特点恰恰在于避免了肝脏首过效应，药物负荷量降低，对于有静脉血栓栓塞和缺血性脑卒中风险的女性安全性更高。而且避免了口服用药，就避免了消化道反应，对于有消化道疾病的女性也是一种优选。

特别注意：带孙辈的女性在采用经皮雌激素时，在使用凝胶后，不要马上接触幼儿，规避可能出现的儿童性早熟。

经阴道使用雌激素是女性特有的用药途径。经阴道局部使用小剂量雌激素，对绝经生殖泌尿综合征效果更好，但对全身症状无明显疗效。

在《中国绝经管理与绝经激素治疗指南（2018）》中还强调，

若一名女性既有全身症状也有局部症状，可以在全身用药的前提下合并局部用药，这样既可以降低全身用药的剂量以减少副反应，又能更好地全面缓解各种症状。

此处强调阴道使用的雌激素必须是设计用于阴道的特殊制剂，切不可将口服或经皮雌激素制剂自行用于阴道。

同样剂量药物经不同用药途径带来的人体的生物利用度差异极大。例如设计为口服的 $17\beta$–雌二醇 2mg，若放于阴道中，产生的血药浓度可高达 2 000pg/ml 以上。

### 药物种类选择

从患者身体综合情况出发，全面权衡对各系统的利弊，为患者选择最优的药物种类。根据国内外指南，建议选择天然雌激素、天然孕激素或接近天然的孕激素。近10余年绝经领域的用药风波提示，乳腺癌风险与孕激素选择密切相关。天然孕激素和选择性雌激素受体调节剂优化了对代谢和乳腺的影响。与合成孕激素相比，微粒化黄体酮或地屈孕酮导致乳腺癌的风险可能更低。

### 用药途径选择

在权衡疾病风险因素的同时，尊重患者的用药习惯。

### 药物剂量

根据患者自身更年期症状情况以及症状进展可能带来的风险，根据国际和中国的最新相关指南，在确保治疗效果的前提下，为患者选择最低有效剂量。

在选择剂量的时候需兼顾各系统的获益和风险。若从缓解症状和对骨骼保护的角度来看，雌激素剂量相对大更为有利；但从对乳腺的影响看，雌激素剂量相对小更为有利。相对而言，较大剂量雌激素能更迅速缓解症状，但小剂量雌激素也完全可以缓解大部分人的更年期症状。通常随着年龄增长，雌激素剂量应有所降低。值得一提的是，对于卵巢早衰或早发性卵巢功能不全的女性，剂量不宜过低，建议采用标准剂量或略高于标准剂量的雌激素治疗。

国际和国内的最新版指南均强调，需足量足疗程添加孕激素。孕激素的剂量需与雌激素的剂量相匹配。肥胖女性因腺外转化的雌激素较多，在选择孕激素剂量时应相应增加。若采用的是序贯治疗，保护子宫内膜的效应不仅与孕激素每周期的总剂量相关，还和每周期添加孕激素的天数有关，每周期孕激素需应用10~14天方可充分保护子宫内膜，不可时间过短。添加孕激素的频率以每月添加为宜，对于更长间隔的添加孕激素周期，目前尚无充足的证据提示可以保护子宫内膜的安全。

## 如何优化绝经激素治疗？

绝经激素治疗的疗效并非以是否来月经判断，而应以能否达到缓解绝经相关症状并预防老年相关疾病为标准。所以，女性朋友要注意用药后全身症状的改善，而不要只关注月经这一个方面。

优化绝经激素治疗的目的是使患者在治疗过程中以最小的风险收到最大的获益。综合考量每位女性的生活质量、健康优先、个体危险因素以及绝经激素治疗的可能获益等，为其选择最恰当的绝经激素治疗方案、药物种类、用药途径和剂量，在规范化的基础上进行个体化治疗，这是绝经激素治疗优化的最重要原则。

z女士，4年前因为潮热出汗等更年期综合征，采用雌孕激素序贯治疗，每月1~28号每天口服雌激素、每月19~28号每天口服孕激素。之后更年期症状得到了很大的缓解。3年半前，她发现患有胆囊结石，改为以雌激素凝胶替换原来的口服雌激素，孕激素照前应用。应用3个月后，因乳房胀痛明显伴痛经，停用上述药物。2个多月后，症状又逐渐出现，她实在忍不了就自行购买"植物雌激素"，服用9个月，原有的更年期症状缓解不明显，并且增加了耳鸣、心悸问题，心脏冠脉造影未发现异常。停用性激素后月经停止。再次就诊，我给予了雌激素凝胶和孕激素相结合的治疗方法。

## 闺密心得

z女士，绝经激素治疗应用开展较早，效果也很好。但是中间她走了一年的弯路，自己决定停药。实际上，对于绝经激素治疗的不良反应，可以随时找医生复诊，调整药物或剂量，或者对症处理。尤其是外用的经皮雌激素凝胶，其独特优势就在于可以方便地调整剂量。

绝经激素治疗方案可以根据病人的年龄、绝经状态和出血意愿进行个性化选择。

不到 50 岁且仅月经失调，更年期症状轻微的女性，可以周期性单用孕激素。

对于已经切除子宫又有更年期症状的女性，只用雌激素，口服或经皮途径均可。

对于还比较年轻，仍然希望有月经的女性，可以通过雌孕激素序贯治疗，模拟自然月经周期中卵巢的内分泌变化，产生周期性的月经样出血。人为地制造月经周期，保护子宫内膜有序周期性脱落。

对于年龄较大、绝经时间较长、不再希望有月经来潮的女性，建议选择雌孕激素连续联合治疗或替勃龙治疗。雌孕激素连续联合治疗通过每日不间断给予雌激素和孕激素，使子宫内膜处于萎缩状态。

绝经激素治疗是医疗措施，有禁忌证，一定要全面评估，排除用药的禁忌证。

若以绝经生殖泌尿综合征为主，则首选阴道局部低剂量雌激素治疗；若全身症状合并阴道局部症状，可以全身用药和局部用药相配合。

## 如何长期管理绝经激素治疗？

为达到预期疗效，绝经激素治疗的应用有时间长度要求，不宜过短。

治疗目的不同，绝经激素治疗应用时限不同。为缓解症状，绝经激素治疗应用时间可相对短一些；若为预防绝经后骨质疏松症，则建议应用较长时间。即使是为了缓解症状，使用时间也不宜过短。协和队列研究提示，潮热出汗的中位持续时间是4.5年，试想一下，如果在应用数月时停用，则症状大概率会再次出现。

长期服药需要患者的高度配合。在开始治疗前，医生要和患者之间建立充分的信任合作，并且给患者提供相对便利的随诊条件，这样有利于提高患者对长期应用的依从性。

医生首次接诊时通常来说应进行充分的病史采集、绝经状态判断，并进行体格检查和辅助检查，至少应包括盆腔和乳腺的检查。根据检查结果，在确定采用绝经激素治疗之前要和患者进行一次充分的沟通，确定具体的用药方案，并约好1~3个月后的复诊检查。

在首次用药后1~3个月的随诊中，需要了解患者是否达到预期疗效并且有无出现新的问题，给予相应的解释或调整用药。

在用药6个月时需要安排一次较充分的医患讨论。通常此时，患者的症状已经得到了令人满意的缓解，关注的焦点往往转为担心副作用。合理讨论可以打消病人的顾虑，再次坚定病人用药的信心。

用药12个月时需要进行全面的病史回顾、体格检查和辅助检查。通常来说，辅助检查每年一次即可，但若有慎用情况或存在高危情形的患者，建议提高检查频率。定期评估绝经激素治疗的获益和风险是必要的，这是绝经激素治疗能够以最小的风险得到最大获益的最好保证。定期复诊的另一个目的是，随着患者年龄和绝经时限等不同而不断调整用药剂量和方案。通常随着年龄增长、绝经时间延长，雌激素剂量可以降低，并且由来月经的方案改为不来月经的方案。因此对每个病人来说，绝经激素治疗的应用都是个体化的。

　　目前已有证据都支持不限制绝经激素治疗应用的时间，只要获益/风险评估结果提示获益大于风险，则可继续使用，临床上常见到应用10年以上的患者。

# 下篇

## 我愿如闺密，相依更年期

人生就是一场漫长的旅途，

走得久了，就要停下来休整复位。

更年期就如旅途的驿站，

广大女性在此检查身体，调整心态，

重拾人生再次出发。

更年期治愈的，不只是患者的身体，也是心灵；

更年期治愈的，不只是患者，也有一名女医生。

本篇呈现给读者的是，

三位女性的更年期故事，

以及我本人的职业成长过程。

# 第十章

## 更年期，竟然把救护车叫来了

"我平时身体很好，很少生病，没想到连续三天病情危急到叫了两次救护车。

"最终发现，这是虚惊一场。"

## 甲女士的更年期经历

2018年，我55岁。给母亲百日祭扫后，我突然心悸心慌、大汗淋漓、脑袋发沉、视物模糊，直至睁不开眼睛，趴在桌子上好久，才缓过劲儿来。

第二天晚上再次发作时，我甚至出现濒死感，窒息得喘不过气来。救护车一来，我所有的症状却消失了。随车的医务人员详细检查后，没有发现我身体有任何异常。救护人员刚走出家门，我的心悸心慌和濒死感又回来了。这次救护人员只发现我血压略微比正常值高。为防万一，救护车还是把我送到了就近的医院。到医院后我又一切正常，为求稳妥，我输液后回家。

第三天下午，我再次发作。这次救护车直接把我拉到首都医科大学附属北京安贞医院看急诊。经过各项检查后，医生的诊断结果是，我很健康，没有冠心病。

难道，我就"健健康康"地经历这样可怕的发作？我感到天要塌下来了，手足无措。

上班的时候，我心神不宁。因为担心在办公室发作，被别人看热闹，我关上办公室的门；因为担心万一发病没人看见，我又打开办公室的门。在反反复复的开门关门动作中，我越发地恐惧，吓出一身大汗，意识会短暂地恍惚，然后又和没事人一样。我当时还没退休，平时对自己工作要求很高，现在竟然跟不上工作节奏，我心里特别愧疚。

接着，我发现身体各处开始出问题。小腿疼，像过电一样。

北京协和医院的神经科医生告诉我，我颈椎腰椎都很好，没有问题。

接下来，我又发现自己十指发麻、心悸时感觉心脏在冒泡。我胃口不好，吃不下东西。有了两次被著名大医院诊断为健康人的经历后，我开始把症状逐一写下来，自己上网查，就好像手机是医生一样。

我当时已经停经两年多。52、53 岁那两年月经乱了，两三个月来一次。53 岁就绝经了。

我去看中医。老中医认为是更年期，要开方子给我调理，从下往上治，先调理腿，再调理胃，最后调理心脏。

我吃了两个月中药，胃口更差了，瘦了 5 公斤。我爱人一直很担心我，不让我再看中医了。

我情绪糟透了，早上起床一拉开窗帘，就呜呜地放声痛哭。除了父母去世，我一生中并没有遇到多少挫折，哪里有那么大的痛苦值得这样大哭。爱人、姐姐谁都劝不住，我哭累了才舒服。爱人很关心我，一开始哄我别哭。后来我说，你别劝，就让我哭个痛快。他就静静地在一旁陪伴，等着我情绪好起来。

后来我在网上偶然看到陈蓉教授的科普讲座，感觉很亲切。我隐约觉得，或许陈蓉教授能理解我，能帮我弄清楚我的身体问题。

然而陈蓉教授的号太紧俏，特需门诊和国际部门诊都挂不到号。我抱着手机抢了好几天，终于抢到一个晚上的号。就诊时间是2018年12月26日，我刻骨铭心地记得这个日子，这也是我正式开始激素补充疗法的日子。

见到陈蓉教授，我感觉她本人比照片上还亲切，就像神交已久的一个闺密。陈蓉教授语气温柔地问我："你怎么不舒服了？"这句话就好像温柔的清风，一下子吹散了我心中的阴霾。当时我一句话也说不出来，突然就开始止不住地呜呜哭。因为我觉得，我终于有救了。

那天看病的时间比较长，有二三十分钟。

陈蓉教授真的在听我诉说。她详细帮我捋了一遍这些症状的来龙去脉。我如释重负，所有的恐惧烟消云散，原来这只是更年期。绝经也不意味着更年期的结束，更年期还会在绝经后绵延数年，每个人的情况都不大相同。

我回忆起了52、53岁时，我特别爱出汗，冬天吃早饭都大汗淋漓的。那时喜欢买毛巾。别人的脖子上围丝巾，我总围着毛巾，总出汗，方便擦汗。原来我更年期也有很严重的血管舒缩症状。

我的"心脏病"确实不是冠心病，而是更年期特有的假性心绞痛。

小腿和手指发麻可能是更年期神经系统有些异常。胃口不好，也是更年期的消化道症状。

我的大哭，源于更年期抑郁症，并且我的抑郁伴随有焦虑。

比如从53岁开始，我就开始患得患失，胆子变小了，出现幽闭恐惧症，不喜欢飞机的封闭空间，能坐火车就不坐飞机。在餐厅吃饭，一定要坐在靠窗户的座位，打开窗户。如果餐厅在地下，我就不去。我还特别容易接受别人的心理暗示，如果有人说这里很闷，我的心理暗示就来了，开始觉得闷，喘不过气来。

可我原先是多么开朗、爱交朋友的人，并且爱散步、爱旅游，忧郁、焦虑怎么会和我沾边？原来这都是雌激素降低捣的鬼。母亲去世激发了我的强烈负面情绪反应。就如同甩过头被卡住的钟摆，我的情绪不能自动归位平衡，长久地停留在了抑郁状态。

陈蓉教授的语调温柔而坚定，讲解简明扼要，切中肯綮，让我这个医学外行听起来津津有味，我觉得自己搞懂了。

我问陈蓉教授，我这样的情况多吗？有人比我严重吗？

陈蓉教授温柔而坚定地对我说，我这样的情况比较多，我不算最严重的。她让我放心，只要积极治疗，病一定会好。

听到这里，我如释重负，感觉一直向下坠落的人生终于盼来了一个向上的阶梯。我要牢牢地抓住，无论如何都不松手。

我现在回想：为什么之前去看医生，越看越惶恐，而在陈蓉教授这里，我却如释重负，心情放松？

我分析得出的结论是，病人在看病的时候会忐忑不安地观察医生的语言、表情和肢体动作，从中揣测自己的病情严重程度以及自己的病情是不是病友中最严重的。

另外，我们这个年龄的很多女性在家里或单位都很强势，我们习惯了付出关心，付出爱，对他人负责。我们内心深处有个最软弱的地方，一直希望别人对我们付出关心，付出爱，对我们负责。这种诉求在生病后越发强烈，可是我们碍于面子不肯轻易对人说。

陈蓉教授静静地听我诉说，温柔地和我交谈，坚定地给出诊疗方案。我感受到了她对我病情和心理感受的重视，我内心中孩提时代对父母才有的安全感和信任感一下子回来了。可能这就是医者父母心吧！

现在有陈蓉教授和我并肩作战了！

陈蓉教授语气柔和且态度坚定地告诉我，从现在起，其他药物都停掉，按照新的治疗方法用药，还和我讲了这个药物的各种注意事项，预期的疗效和可能的副作用。

陈蓉教授的温柔和坚定感染了我，我觉得自己就像一个掉队的士兵，终于找到了英明果敢的指挥官。我决定开始吃药。

其实之前我看过别的医生，也开过这种药，但我最终决定不吃。因为那次服药前，我咨询了几个吃此药的同龄女性朋友，她们都让我千万别吃。当时医生没告诉她们副作用，结果服药后阴道出血，医生招架不住她们的抱怨，竟然就把药给停掉了。停药后更年期症状卷土重来，她们承受不住，感觉特别崩溃。她们的现身说法，让我觉得害怕，所以我就干脆没吃。

陈蓉教授继续坚定地和我说："从现在开始不要和小伙伴们交

流病情了，你找我治病就要相信我。"

陈蓉教授告诉我，吃这个药不会马上见效，要等两个星期才会看到效果。结果一个星期后，我就感觉大脑有种豁然开朗的开窍感，精神、情绪不再紧绷着，所有的愁苦都消失了，心情一下子放松了。

我现在回想，为什么同样的药，陈蓉教授开的我就吃呢？

我觉得，首先陈蓉教授对待病人如春风般和煦，我对她有种多年闺密一样的信任感。

其次，陈蓉教授对治疗方案和治疗效果特别有信心，特别坚定。这种信心和坚定在潜移默化中传递给了我，转移到了我的内心。

最后，陈蓉教授特别坦诚，服药后两三个月会出现什么状况，好的坏的，她都不对我隐瞒。所以我对好的结果有期待，而坏的结果出现，我也有准备。

吃了两三个月药后，我突然阴道出血了。我比较紧张，于是挂了陈蓉教授的电话接诊。陈蓉教授告诉我，出血属于服用这种药初期的正常现象，不用担心，随着用药时间延长，出血会消失的。我的出血量不大，持续两三天就消退了。于是我就不紧张了。这时我才想起来，之前陈蓉教授曾说过可能会阴道出血，我给忘了。

我热爱旅游，身体不适后，我就不敢出门。我问陈蓉教授我能否出去旅游，我现在还记得当时陈蓉教授高兴地鼓励我时温柔的语调："当然可以了。"

2019年4月，我各方面感觉都很正常。我决定退休，好好享受生活。

这一年多我都没想过停药，但此时我想，吃到什么时候是个头？是药三分毒，我担心有副作用，想知道是不是可以减点药。

陈蓉教授很了解我的顾虑，让我继续坚持吃两个月，真正稳定后再调整用药量。

我进行绝经激素治疗的时候，曾有女性朋友向我打听相关情况。我告诉她们，绝经激素治疗挺好。我不想再经历更年期症状袭来的种种难受。那种如坠深渊的日子，我一天都不要再过。哪怕绝经激素治疗只是暂时的好，哪怕有副作用，我也情愿换来这个暂时的好。没经历过严重更年期症状的人无法理解那种死去活来的慢性折磨。我从2018年12月26日开始吃药，至今还没有感觉到有什么不好的副作用。现在我每年至少看一次陈蓉教授的门诊，请她帮我评估、调整用药。

总结完这几年看病的体会，我觉得陈蓉医生对我最有效的方法，就是制止我在网上乱搜索，制止我和非医务人员交流用药体会，让我尝试着从医学的专业角度看待自己的病情。

我现在追着看陈蓉教授的科普讲座，每周必看，也去找她之前的讲座看，知道有些女性服药到七八十岁。我觉得，人就是好了伤疤忘了疼，吃药治好了病，就开始琢磨会不会有副作用，忘了自己当初是如何难受。

2019年新冠肺炎疫情暴发，人心惶惶，很多人不知道这一年的日子怎么熬。我不慌，我药物充足，心里踏实。定闹铃吃药，成为每天很有仪式感的一件事情。

# 第十一章

## 人活着就要努力高兴地活

"我的母亲晚年患有严重的骨质疏松症。在她们那个年代，没有更年期健康管理。

"我不想重蹈母亲的悲剧。从很年轻时，我就开始了解更年期知识。"

## 乙女士的更年期经历

2019年，我正式退休了，我该怎么面对退休生活，过好余生呢？我想起85岁高龄的妈妈在左腿骨折打了钢板、躺在我家床上、吃喝拉撒都在床上解决时，她对我说过的一句话：人活着就要努力高兴地活。

我的父母都是大学教授。父亲于2001年因胰头癌去世，没过几年母亲又得了结肠癌。患癌后，母亲积极乐观，然而她的更年期没有做好健康管理，骨质丢失严重，落下了骨质疏松症的病根，接二连三地发生骨折：20多年前股骨颈骨折，2019年胫腓骨骨折，2020年4月腰椎骨折。

目睹了母亲身体痛苦的我，从比较年轻时就开始关注更年期了！记得若干年前，我就在电视上看过北京协和医院的专家讲更年期绝经激素治疗。当时节目的女主持人问那位大专家：我63岁了还能做激素治疗吗？大专家告诉她，激素治疗最好在50岁左右开始，最迟也要在60岁之前开始，过了60岁就不能接受绝经激素治疗了。

2011年，我47岁，月经有时隔几个月才来一次。我特别担心会出现和我母亲一样的症状。母亲当时极端怕热，轰的一下就大汗淋漓，这个毛病也延续到了现在，她现在也特别怕热。性格脾气都变了，小题大做，不大讲道理，就像换了一个人一样，以往的知性优雅一下子就不见了。

所以，月经一乱，我就去看医生。北京协和医院妇科内分泌门诊的号难挂，陈蓉教授的号更是抢手。但是病不等人，于是我先在别的医院别的医生那里看病，开始了绝经激素治疗。直到2015年，我终于挂到了陈蓉教授的号。

为什么我痴迷陈蓉教授的号？我年轻时就因妇科问题先后在北京协和医院妇科内分泌门诊住过三次院，医生们都给我留下了美好的就医回忆。印象尤深的是，有一次手术后醒来，一睁眼就看到陈蓉大夫亲切的笑脸，听到她温柔的声音。那一刻，我感觉有点小幸福。

我到陈蓉教授这里看病的时候，已经51岁，更年期开始4年了。我妈妈曾经有过的一些症状，我也出现了。比如大学同学聚会，我轰的一下就潮热出汗了。同学说，你的脸红了。潮热出汗让工作中的我很尴尬。比如，正在给下属开会布置工作，正在给行业内作报告，正在给上级汇报工作，轰的脸红脖子粗了。只能硬撑着，熬过这份困窘。

我和我妈一样怕热，但不像她当年那么严重。

我还有心慌心悸，性格脾气方面有所改变，遇到一点小事就容易着急，容易激动。我在单位是总公司一个部门的负责人。我知道自己性格脾气改变了，心里总有根弦，紧绷着控制情绪，尽可能地不激动、不吵架。可是我在家里就憋不住了，不自觉地声调就高了，人就激动了。女儿和丈夫会说："你那么急干什么？那么激动干什么呀？"

我不愿意被人指指点点地说，你看她更年期了，别跟她一般见识。更年期怎么了？更年期是女性必然经历的生理阶段，更年期女性也有自己的尊严。

我一直有个理念：面对更年期，一定要进行积极的医学干预，不能听之任之，无奈地忍受。

之前因为我母亲更年期，我一直在看妇产科方面的医学科普书以及电视台的健康类节目，因此对更年期的发生过程和治疗方案有所了解。对更年期绝经激素治疗，我心里头其实早就接受了。我认为，绝经激素治疗能让女性生理、心理都处于一个健康的状态，让女人更自信。同事同学都说我精神状态好，人年轻，我告诉她们我在做绝经激素治疗。我去年办理退休时，办事人员不相信是我本人，说我看着才40多岁，不像55岁的人。

很多人对绝经激素治疗有顾虑，担心它的副作用。但是凡事都有利有弊，我坚信一句话：一定要在医生的指导下进行更年期绝经激素治疗和干预，不是自己想怎么吃就怎么吃。医生会根据你的实际情况不断调整，决定你该吃哪种药。同一种药，有的时候服用量也不一样。

我的更年期绝经激素治疗已经进行10年了，在陈蓉教授这里也有6年了。很多药我都吃过，我的症状得到改善，精神状态好了，没有发生副作用。

更年期绝经激素治疗还有一个好处，它保护了我的骨骼，没有让我继承母亲的骨质疏松症。在陪母亲看病时，我也请北京积水潭医院的医生帮我检查了一下。医生说我骨骼非常健康。我告诉他，我在北京协和医院陈蓉教授的门诊做更年期绝经激素治疗。医生说，那太好了，坚持下去吧，就是绝经激素治疗防止了骨质疏松症的发生。

当然，除了做绝经激素治疗，我还补钙、补充维生素D，也比较注意多晒太阳。但是更年期绝经激素治疗起了决定性的作用。像我这样有骨质疏松症家族史的人，56岁仍然一丁点儿的骨质疏松情况都没有，我太幸运了。

我一直坚持治疗。因为陈蓉教授看病特别贴心，不仅治疗你的身体，还安慰你的心。她能注意到我们患者心理上的一些忐忑不安和隐性需求，对此进行疏导。比如绝经激素治疗可能存在的副作用，陈蓉教授非常实事求是地告知：什么情况下会发生乳腺癌或子宫内膜癌？各有多大的概率？各种相关研究的参试人员和分析结果，陈蓉教授都会实实在在地告诉我们。陈蓉教授的这种正向激励，让我心里特别有底气。我觉得，更年期绝经激素治疗就得在自己信任的医生指导下进行，病人就要听医生的。我每次去找陈大夫看病，都觉得是一种享受，是一件特别开心的事儿。

曾经因为母亲，我顾虑骨质疏松症，顾虑更年期情绪失控。这些顾虑多少让我有点儿自卑和纠结。绝经激素治疗让我的身体免去了很多不良症状，心理也免除了顾虑，开始了积极阳光的新生活。

从陈蓉教授这里，我对衰老有了全新的理解。衰老是一个必然的生理过程，我们无须恐慌。70岁有70岁的光彩，80岁有80岁的光彩。我给自己的退休生活安排了一个大计划。我要把父亲母亲的家族史和中国近百年的历史结合起来，写两本书。现在我正在对两边的老人们进行采访。我妈妈家的这本书，我已经写了90多页。

平时，我会出去旅游，去自己想去的地方。从妈妈家回来的路上，我有时候喜欢走路晒太阳，当作锻炼。紫竹院公园有很多人跳舞，我跟她们学着跳，挺快乐的。

# 第十二章

## 对更年期，很多女性都有太多的不知道

"更年期，我很感谢我的爱人和女儿，他们一直支持我积极寻求医学治疗。

"最初，我是抗拒绝经激素治疗的。现在，我感谢绝经激素治疗。"

## 丙女士的更年期经历

两年前，我50岁左右，出现了月经改变、睡眠障碍和外阴瘙痒，我才意识到我对更年期有太多的不知道。直到遇到了陈蓉教授，我才知道，有这么多可以帮助女性走出更年期困境的途径。同时我也意识到，很多知识女性和我一样被过去的知识限制住了，没能跟上现代医学日新月异的发展。所以我特别愿意把我的更年期就医经历分享出来，帮助更多的女性朋友。

我年轻时一路打拼，在我们当地算是一个有点名气的成功企业家，也是省人大代表。我和丈夫夫妻恩爱，女儿像我一样自立自强，在北大攻读博士学位。我的日子过得顺风顺水，有点小骄傲小自豪，心情一直很舒畅，别人都说我跟谁讲话都笑眯眯的，我很少与别人有矛盾，即使有也能很好地化解。

结果没想到，进入更年期，月经一会儿来一会儿不来，经血量一会儿多一会儿少，竟然还让我睡不好，而我年轻时睡眠特别好。我变得入睡慢，辗转反侧好久，却只睡上两三个小时就醒了，明显感觉梦多。睡眠障碍特别困扰职业女性，我第二天要上班，没有清醒的头脑，工作不得力，心情不好，睡眠更加糟糕，陷入恶性循环，甚至一度不想工作。

我一直认为我很擅长管理企业，对下属特别有耐心。可是那时，我对下属特别烦，一件事情叮嘱几句就开始心烦，越说越激动，气性还挺大。我爱人就跟我说："你知道吗？你现在说得最多的就是'哎哟，气死我啦，今天又气死我啦'，这都成了你的口头禅了。"他说："每天你都气死了，这咋办呢？本来是个小事儿，你也爱放大，钉住小事儿没完没了，钻牛角尖儿。很小的一件事情，你宁可不睡觉也要跟人掰扯个明白，能说一整天，特别较真儿。你还特别急躁，和周围的人一言不合就翻脸。"

做生意不见得每次都能成功拿到订单，过去我能做到成败无所谓。进入更年期后我变了，丢个单子就特别悲痛，搞得下属们都特别紧张。我每天说很多话，每天都被气得不行，没完没了地生气。我吃了一阵子中药，想压住这旺盛的肝火。

我自己也感觉焦虑，叮嘱起事情来没完没了的。另外，我开始爱忘事儿了，过去的事情有时候会突然想不起来，记忆力变差了。我跟爱人说："哎呀，不行了不行了，我是不是老年痴呆了？我是不是要死了？"

要是听说哪个朋友得了癌症，我就如同惊弓之鸟，担心自己会不会也得了癌症。总之就是思绪总往负面的事情上飘。

有时候我跟爱人说："心烦，不想活。"

现在回想起来，我那时肯定给周围的人带来了很大压力。女儿就对我说："我这青春期遇上你这更年期，还得我让着你。"爱人也让着我。下属们熟悉我的为人，很爱护我、包容我，不和我计较，但我明显感觉到他们工作中的幸福指数不如以前高。

我以前特别爱和人交往，喜欢聚会，风趣、健谈。可到了更年期，人多我就心烦，不想说话。但毕竟经营着企业，我不去也不行。我便能不参加的就不参加，必须参加的才参加，参加的时候也懒得说话，感觉自己的语言功能都退化了。

有一次，我参加一个社会活动，遇到一个二十八九岁的小姑娘。她是位国家机关的工作人员，非常健谈豪爽。我心里感慨万分，对她说："阿姨以前就是你这个性格。"我在这个岁数的时候，比她还健谈、还情绪高涨，现在的我怎么变成这个样子了？

我的家人特别着急，女儿给我请瑜伽教练，爱人给我请中医按摩。按摩的中医大夫是位老朋友，一直开导我。

后来女儿说："妈妈，你应该去看妇科内分泌门诊。"她坚持不懈，终于在网上抢到了陈蓉教授的号。

陈蓉教授让我进行绝经激素治疗时，我很抗拒。

在我们这代人的观念里，雌激素很令人恐惧。民间传说补雌激素会得癌症，后遗症很多。我身边的绝大多数女性都是硬扛过更年期的。我母亲那一代人更是硬扛。

我吃了几天药就不敢再吃了。可是不吃，我实在太难受。我第一次见到陈蓉教授，就由衷地感觉亲切，非常信任她，也不甘心就此放弃治疗。于是我又挂号，向她咨询。我忐忑地告诉她自己已经停药了，特别担心她批评我。陈蓉教授很耐心地解释绝经激素治疗的利和弊，并且鼓励我坚持下去："如果你实在不放心，先减半服用。"

爱人和女儿都劝我坚持治疗。爱人说："你连北京协和医院的教授都不相信，那咋救你呢？现在科学发展到这样了，你谁都不信，那你就真的没有什么可以相信的了。"我想想也是，给自己一个机会吧，没想到十几天后身心大为改观，睡得好，心情好。于是我改为遵正常用药量，坚持了下来。三四个月后，我能明显感觉到症状平稳了。

复诊的时候，我把这个心理过程讲给陈蓉教授听。我跟她说，女性对更年期现代医学知识的匮乏真是害人不浅，明明有绝经激素治疗这样的好办法，却因为民间流言而不敢采纳。我经常在想，如果当初遇到的不是陈蓉教授，我可能也不会坚持治疗。她对待患者亲切温柔，对待医学诊疗坚持科学为重。我很幸运，遇见了这么好的一位医生。她耐心而又坚定，最终让我真正获益。

我吃药后没有遇到不良反应和副作用，只是皮肤有时会瘙痒，但不算严重，现在基本不痒了。我之前外阴瘙痒，怎么治疗都不能缓解，对性生活很反感，现在一点也不痒啦，性生活比以前和谐多了。工作上，我也正在推进一个大项目。爱人跟我说："你这个人现在真是一个宝，不仅没被更年期所困，反而把之前学会的东西稳稳地运用出来了，稳健柔韧，游刃有余，遇事不慌。你现在和人相处一点都不急躁，大家都觉得原来的你回来了。"

我很感激陈蓉教授。她用现代医学颠覆了我之前对绝经激素治疗的负面想法，纠正了我的误解。绝经激素治疗在临床上最难的是说服患者接受。患者接受了，才会配合医生服药进行治疗。但是很多女性对更年期太缺乏现代医学层面的了解，知识太匮乏，思想被历史遗留的对激素的不正确认知所左右。

女性对绝经激素治疗存在这么深的误解，最终影响的是女性更年期以及老年的生命质量。绝经激素治疗的科普工作，任重道远。陈蓉教授坚持在网上做短视频和直播，我把她所有的短视频和直播都看了一遍。我很幸运，能遇到陈蓉教授这样优秀的医生，但是很多女性没有我这样幸运，没能在绝经激素治疗的黄金时期开始治疗。

陈蓉教授永远是笑眯眯的，就像久别重逢的闺密。她温柔而坚定地对我说："我想让你好啊！"这句话让我心里头暖暖的，我感觉到了她对女性朋友那种亲人般的关爱，感受到了她的善良。

她的话语有种特别的魔力，能让你瞬间平静下来，信任她。因为她真的想把女性朋友们引导到运用现代医学进行自我健康管理的道路上来。陈蓉教授是我们女性不能缺少的良师益友。

# 第十三章

## 我愿如闺密，相医又相依

"不要轻易评断别人，除非你穿着他的麂皮靴走过两个月亮。"
这是古老的印第安谚语。对更年期女性身心所承受的，做到感同身
受，是一件看似容易、做起来非常难的事情。除非我们站在她的立
场，静静地陪伴她走过一段岁月。

本章，我将坦率地和大家交流，作为一名妇科内分泌医生，我
从医多年的心路历程。

## 陈蓉医生的自述

像林巧稚那样在北京协和医院做一名妇产科医生，是小时候的我被林巧稚的传记激发出来的人生理想。

我生于斯长于斯的江苏小镇，离北京协和医院有多远？妈妈告诉我，是一份高考试卷的分数。分数低，遥不可及。分数高，梦想成真。1989年，我如愿考入协和医大。

那时的协和医大，前两年半的医学预科安排在北京大学生命科学学院进行，我们与北大同学一起上课，一起考试。同样的试卷，协和医大的及格线不是60分，而是85分。只要有一门不及格，就不能拿博士学位了。我的北大时光，离浪漫很远。

在北大宽容的思想和学术气氛中，对现代社会中广泛存在的性别不平等现象，我开始了初步的思考。

从进化生物学上讲，性别的分化是为了更好地繁衍后代，给下一代提供更好的保护。那么男女两性的关系，不应该首先是合作吗？为什么现实世界很长的岁月中却是男尊女卑？为什么时至今日，女性在社会和家庭中，在很多场景下仍然沦为第二性？

身为女性，我想对此做些改变。我能做到的，就是做一名妇产科医生，尽可能地帮助女性朋友。当时生命科学领域对基因的研究方兴未艾，找到了几个原癌基因，人们特别乐观，似乎人类战胜肿瘤指日可待。我想，没有比妇科肿瘤更好的专业方向了，我要去拯救饱受癌症折磨的女性。八年制博士毕业训练，我满腔热血地选择了妇科肿瘤作为我的专业方向，没想到却遭遇了人生第一次滑铁卢。

当时我作为年轻医生没有意识到，很多在医学论文上展望的治疗方法，距离临床应用还有很长的路要走。那时妇科恶性肿瘤的治疗手段有限，很多患者久治不愈，我的自信心一次次地被面对疾病时的无力感打倒在地。当她们离世时，我的内心极为悲痛。面对那些仍旧在苦苦抗争的病人时，想到即使尽我全力，也挽留不住她们的生命，我的心理压力一天比一天大。而我从小就立下了志向，我要拯救她们于病痛。我觉得我要被压垮了。一次，一位病人离世，她没比我大多少，留下一个才几岁的孩子。我下班后走在东单大街上，一阵清风吹来，我的眼泪倏地一下就落满了脸颊。那一刻，我感到做一名医生竟然这么艰难！

很多年后，一位当年病人的女儿问我："陈大夫，我母亲卵巢癌最后那个阶段，癌肿溃烂恶臭。每次您细心地换药时都要和我母亲聊天安慰她，您当时不嫌弃那个味道吗？"那是我作为一名医生唯一能为患者做的事情了，又怎能不尽力做好？

做医生，一定要把握好医患之间的心理距离。过远，患者会感觉被忽视；过近，病痛死亡会伤到医生的内心，也会影响医生做判断时的客观理性。而医生的客观理性最能帮助患者实现健康利益最大化。但是医生也是人，不可能不带着人道主义的同情和悲悯之心去诊治病人。很多医生会给自己的心灵穿上一层厚厚的铠甲，以便面对患者时更加冷静。但我力不从心。

我特别感谢林守清教授在我彷徨的时候，带我走进妇科内分泌专业。

林教授严谨、认真，非常严肃。为了使病人的利益最大化，她在学术上非常较劲儿。跟着她做临床，我们一点闪失都不能有，很多人都很怕她。我基本上是唯一没被她批评过的人。

林教授看病的一大特点是慢。迄今为止，我没看到比她看病更慢的医生。她不仅询问病情，还会家长里短聊天式看病，通过和病人的深入沟通，对病人的心理情绪、生活方式给予全面的指导。她看病不只开处方，还会像教育自己的孩子一样苦口婆心：你应该怎么样，不应该怎么样。

例如，对于患有多囊卵巢综合征、痤疮特别严重的女孩，林教授不仅治疗疾病，还会告诉女孩子该如何护理皮肤。比如不该用手指摸自己的脸，应该怎样洗脸，怎样护肤。

在20多年前，林教授就超前地注重健康管理，在病历之外，额外地给病人设立健康档案。她特别注重这些病人的长期转归，退休10多年了还在随诊这些病人。她不是想解决病人一时的局部的病痛，而是要全面地长期地帮助女性解决健康问题。

林教授经常说，"我们要有妇科内分泌意识"。妇科内分泌贯穿女性的一生，在生理和病理过程中都起到了非常重要的作用。

林教授对我们这些刚毕业的小医生训练非常严格，她要求我们不要把病人看作在校时试卷上的一道道题目，而要从人文关怀入手，把患者作为一个完整的人去看病，并且进行长期管理。可以说，她很早就有了对女性进行全生命周期管理的意识，为此，她不惜用特别严厉、较真的态度对待我们。

病人首先是一个个人，是一个个生命。这是林教授给我打下的职业烙印。从林教授身上，我无时无刻不感受到"严谨、求精、创新、奉献"的协和精神。

对我们的文章、论文，林教授都会逐字修改。她用铅笔整整齐齐地在页面空白处写上修改意见。文章看完，她对之前的修改又有了更好的想法，就用橡皮擦去之前的，再进行更改。在我们的文章上，总是能看到她娟秀而整齐的修改意见以及橡皮反复擦拭的痕迹。在林教授的言传身教下，现在我改自己学生的文章也特别认真。

为了获得中国女性更年期的各项数据和症状表现，从而更好地解决中国女性的更年期健康问题，她率先在国内开展前瞻性队列研究。我在2016年开始接手这项研究。参与研究的女性朋友们非常配合，我们也非常感激她们。如果她们不幸患上其他疾病，我们也会努力协调北京协和医院的其他科室为她们提供优质的诊疗。

在妇科内分泌门诊，一开始我作为小医生，内心很忐忑。随着把病人治好，病人给予特别好的正反馈，我的职业自信心逐步恢复。

那些愁眉苦脸的更年期女性，经过治疗，恢复欢笑了；

那些不孕的年轻女性，我们帮帮她们，她们就有宝宝了，家庭完整了；

月经失调的女孩子们在妇产科门诊、急诊很常见，我们妇科内分泌科室的医生运用生殖内分泌的工具，能够让病人以最小的创伤获得最好的治疗效果；

......

这让我的心灵感到特别治愈。我觉得特别有成就感。我真的像童年期待的那样，扎扎实实地治愈了一个人，甚至扭转了其下滑的人生。我是医生，我很自豪。

和其他专科不一样，妇科内分泌专业的相关疾病常涉及隐私，不好与外人说，患者怕被人取笑、歧视，内心时常有着很大的隐形压力。

更年期病人在其他科室，由于经常检查不出器质性病变，会被认为是臆想，在小题大做，亲朋好友也会认为她们无理取闹。当她们终于找到妇科内分泌科室的时候，面容愁苦，一下子就打开了话匣子，因为之前没人有耐心听她们诉说。

比如我的一个外地病人，每次看病都大老远地跑来。她过去的口头禅是"人活着太没意思了，这样活着太痛苦了"。现在则主动说："我特别愿意帮助其他女性，我有大把的时间和精力，我想帮助其他女性。陈大夫，我想帮您建立和管理患者微信群，把女性朋友组织起来，大家一起治愈更年期。"

还有一个月经失调的女孩子，之前在别的医院被不适当地反复进行诊断性刮宫。她心里很自卑，觉得自己"身体不好、有缺陷，不配和优秀的男孩谈恋爱"。甚至在选择职业时，她也很自卑。经过妇科内分泌治疗，她不仅月经正常了，可以正常生育了，还及时遏制了长期无排卵引起的子宫内膜恶变风险。她的整个人生都被改变了。

此外还有性发育异常的孩子。不是每个人生下来就能幸运地要么是男人，要么是女人。有的人不幸性发育异常，人生很艰难。在妇科内分泌门诊，这些孩子回归自己的社会角色，结婚成家，开始了梦寐以求的普通人的生活。

在妇科内分泌门诊，我看到了女性的人生。治愈疾病，让女性重拾生命价值，非常适合感情较为丰富的我。随着自己年龄渐长，我对更年期病人越发感同身受。比如疲乏这个症状，过去我不大理解更年期会疲惫到什么程度。现在，知天命的我切身感觉到了更年期疲乏是什么样的。

当然，由于我从事这个专业，并且从年轻时就开始做健康管理，我的更年期到目前为止对我困扰不大。

比起之前，我对更年期的理解更加深入，相应地，临床诊疗也会更加贴心。但是诊室里的交流时间有限，有些悄悄话也不适合穿着白大衣诉说，这就是我创作本书的初衷。

更年期，是女性人到中年的驿站，又何尝不是我职业生涯的驿站？我愿意做广大女性的闺密，与你们相医，相依。

# 附录

## 印象陈蓉：如沐春风，医其身慰其心

（稿件来源于2016年许秀华对陈蓉的采访）

这是一次艰难的采访，难在采访时间的确定。

身为教学医院的医生，北京协和医院妇产科的陈蓉教授每天都忙得像旋转的陀螺一样。在某个特定的时间段，她必须在某个地点旋转，出门诊、做手术、做课题、带学生、奔赴外地为医生们做专业培训……

她戏称自己是"5＋2"工作制，一周7天，5天工作日，满负荷在医院内工作，2天的周末要主动加班，"做科研，做培训"。

她同时还是妻子、母亲，要照顾家庭、陪伴孩子，"每天一睁眼，我的时间要么给了医院，要么给了家人，只有晚上9点之后的时间才是我自己的，可以安静地看看专业论文"。

"医生们都很忙，不光是我呀！"陈蓉担心我们把她作为特例，她认为自己就是一名普通的医生。

我们的采访，对陈蓉是个"打扰"。"时间最短要一个小时，否则采访素材不够，很难完成人物专访。毕竟是科技报道，涉及的专业知识比较多。"我们坚持。

"我还不大明白，你们要我说些什么？"陈蓉一心想推托掉这次采访。"要不取消这次采访？"她委婉地建议。

一个炎热的下午，我们赶赴协和医院。在约定好的时间点，我们准时收到了陈蓉教授的道歉短信。"我今天已经做了5台手术，现在还在手术室。抱歉，可能要推迟半小时了。之后我还有两台手术。"

来不及换下暗绿色的手术服，简单地在外面罩上了白大褂，一口水都没顾上喝，疲惫地坐在椅子上，陈蓉匆匆忙忙地接受了这次采访。由于劳累，她的声音一度嘶哑。

## 感同身受，更要理性

陈蓉的专业领域是妇科内分泌，尤其关注绝经。绝经是妇产科一门新兴的分支学科，是妇科内分泌的一个亚专业。"2000年，中华医学会在妇产科学分会下成立了绝经学组。算起来，我国开展绝经工作还不到20年。我是2003年进入这一领域的，也算是绝经这个领域中的年轻的老人了。"陈蓉已经担任中华医学会妇产科学分会绝经学组的秘书10年了。

谈起今天的职业，陈蓉说，学医既是家里人的愿望，也是自己的主动选择。"高中我看了林巧稚的传记后，就特别想学医。"林巧稚是中国妇产科学的主要开拓者、奠基人之一。"学医就要上协和医大的八年制。"

八年制的协和医大是当年中国高考录取分数最高的大学，毕业生直接授予博士学位。为培养全面综合的临床能力，协和医大要求学生在各个科室轮转，以期获得丰富的临床经验，同时塑造全局性的医疗理念。毕业分配选择科室的时候，陈蓉又想起了当年读过的那本林巧稚传记，所以首选了妇产科。陈蓉博士论文的主攻方向是妇科肿瘤，但在选择自己毕生的临床专业方向时，最终她选择了当时国内方兴未艾的妇科内分泌专业，尤其关注绝经。"我个人不太能接受整天面对生死，这太残酷了！每送走一个病人，我心里都特别难受。"

妇科和产科有很多亚专业，例如普通妇科，主要研究子宫肌瘤、子宫内膜异位症等；妇科肿瘤主要研究子宫内膜癌、宫颈癌、卵巢癌；妇产科还有计划生育，"计划生育的概念也是从国外传过来的，英文原文是'family plan'，指一个家庭有计划地科学安排生育。过去由于我国特殊的人口政策，这个定义被狭义化了，变成了避孕以及终止妊娠"。

"妇科内分泌关注女性功能，从性激素的角度认识女性，关爱女性、关注女性的青春期发育、月经病、生育、更年期等问题。如果妇科内分泌出现了问题，轻则月经失调、不孕不育，重则甚至不能成为正常的女性。某种程度上可以说，妇科内分泌是妇产科的内科基础。妇科内分泌的诊治要求医生具备很强的思辨能力。它可以帮助女人变得更健康、更完美，我很喜欢。"

上周有个复诊病人，给陈蓉大夫留下了很深的印象。这个病人因为流产后宫腔粘连、闭经，长期不育，2013年首诊。"做不了母亲的压力，让她感觉婚姻快完了，人生也快完了，甚至已经出现了较多的精神症状。我开导她，为她做了手术，又辅以药物治疗，让她顺利恢复了月经。"由于夫妻两地分居，她一直没有机会尝试怀孕，有一段时间没来复诊了。再次见到她，陈蓉很意外。这个病人说："我现在怀孕24周了，胎儿稳定了，必须亲自告诉陈蓉这个喜讯。"这个病人怕增加陈蓉的工作量，特地在网上预约挂号，排号就等了很多天。"怀着孕特地从外地赶到北京，就是为了和我说一声'谢谢'，我非常感动。作为医生，这一刻我觉得特别有成就感，因为我切切实实又帮助了一个人。"

遭受不孕症折磨以及决定生育二孩的女性往往很固执。为此，陈蓉独创了一套深入浅出的科普方法。"有些女患者会说，你就给我查查吧，别查我老公了，我老公身体可好了。我这个时候会说，生孩子必须夫妻两人各出一份力。怎么出力呢？就是你和你爱人各提供一个种子，这两个种子要约会，要在你的子宫里生根发芽。怀孕涉及很多环节，你要怀孕，就必须保证每个环节都没有问题。你的种子有问题，不一定能证明你爱人的种子没问题，也会有两个种子都有问题的时候。这里有个小小的逻辑问题。很多患者会先歪着脑袋看一下我，过了几秒钟往往就明白了。然后我再举些例子，比如有些老公特别健壮，甚至是专业运动员，结果一查患有无精症。病人就很容易听从我的意见了。"

陈蓉的另一大类病人是更年期的妇女。更年期女性的门诊常见主诉之一是"今天这里疼，明天那里疼"。由于是雌激素水平下降所引起的一系列问题，在其他科室往往查不出病因所在。加之更年期的女性焦虑紧张、喋喋不休，往往在其他科室不大受欢迎。"对更年期的病人，我们不仅要治疗她们身体的疾病，还要帮助她们进行心理调整。只要以恰当的方式和病人进行良好的沟通，90%的诊治都会取得良好的效果。很多更年期的病人和我相处得非常好。她们年纪大，阅历深，长期在我这里随诊，经常一看就是十几年，最后我们成了朋友。"

"医生和病人成为朋友，会干扰到医生的私人生活吗？"我们问道。

"在协和医大上学的时候，我们上过医学伦理课，受过医患关系方面的训练。我认为，医生和病人不要成为私人的朋友，而要成为诊室内的老熟人，在诊室中有老朋友见面的亲切感，这有助于拉近病人和医生的心理距离，提升病人战胜疾病的信心，增加病人对医生医嘱的依从性，最终有助于疾病的治疗。但是如果成为私人的朋友，反而会影响医生做出客观严谨的判断。所以我说的医生和病人成为朋友，并不是要发展诊疗关系外的私人领域的友情。"

陈蓉认为医患关系的核心是"医生的专业背景"，"医生必须要让病人相信自己、相信自己的专业技术水平能帮到他，治疗好他的疾病"。

她对目前舆论上主流的"医疗是服务行业"的看法，并不完全赞同。"对于医生这个职业，我的理解和主流宣传的有一定的差别。目前把医疗归到服务性行业，要求医生要想办法提高病人的满意度。我认为，要提高病人的满意度，关键还是医生要有过硬的医术，能够帮助病人解决健康问题。在此基础上，我们再强调微笑服务，强调对病人的理解、尊重和关爱才是有意义的。假如没有医疗技术做支撑，就算我们深刻地理解了病人的痛苦，感同身受，乃至和病人抱头痛哭，又有什么意义呢？"

假如是服务行业，那么医生和患者就是服务提供者和服务消费者的关系。消费者是上帝，在诊疗过程中，患者必然处于主导地位。在陈蓉教授眼中，医疗过程中谁更应该占据主体地位呢？

"在某种程度上，诊疗过程中医生要处于更主导的地位，因为医疗的专业性很强，技术性也很强。当面临多种可选的医疗方案时，医生要做到让病人知情同意，但不能将各种治疗方案一五一十地平推给患者，让患者根据自身有限的医学知识以及认知偏好进行选择。医生应该很明确地告诉患者各种治疗方案的利弊，告诉患者，依据自己的临床经验以及国际上的治疗指南，什么样的治疗方案对患者是最好的，患者的获益在哪里，风险在哪里。当一名医生进行充分阐述时，绝大部分病人是能够接受的。与此同时，病人也会感觉自己被医生尊重，这种情况下往往会达到很好的诊疗效果。而如果只将病人作为消费者看待，那么诊疗过程就变成了简单的服务买卖关系，医生以病人为上帝，一味地迁就病人，让病人自己盲目地选择治疗方案，而不是及时地采取最佳治疗策略的话，最终受损的，则是病人的健康。重新获得健康是诊疗过程中病人的最大利益。"

"这样的沟通，会不会占用医生很多时间？"

"今天我刚做了5台手术，和你们说话，语速比较慢。平时在门诊我说得比较快。同样的话题我解释两遍，患者还不清楚时，我会请助手出面。我的助手会和病人在走廊上再做详细的解释，直到说明白为止。"陈蓉极为动容地说，"我特别感谢随诊多年的老病人。在我的门诊中经常会发生这样的事情，候诊过程中，一些老病人充当起义务宣讲员的角色，与初次就诊者分享自己的心路历程。这种现身说法会极大地增强患者治病的信心。有时，这种病患之间的沟通效果，胜过了医生和病人之间的沟通。

"医生这一职业从来面对的都是人类的疾病和苦难。妇科内分泌诊治的病人，从青春期到更年期都有，还有少部分性别发育异常。这些病人在忍受身体上的痛苦时，往往会伴生出不同程度的心理问题，甚至是精神问题。

"医生也是人，面对疾病，也会有同理心，体会到病人的痛苦。医生是专业技术人士，如果在临床工作中不能保持理性，情绪被病人影响的话，会妨碍自己以及其他医生对病情做出客观理性的医疗处理。医生必须时刻保持理智，让理智帮助自己从面对疾病的痛苦中跳脱出来，用自己的专业技术去帮助病人。不加节制的同情心是解决不了病人的问题的。"

电话铃响了，是手术室的电话，我们的心悬起来了。


## 二孩，生还是不生

放下电话，陈蓉笑了。手术被推迟了。"时间还多，可以展开说说了。"陈蓉从疲惫中舒缓了过来。

妇科内分泌的器官核心是卵巢，物质核心是性激素。"女性除了生理年龄外，还有卵巢年龄，也就是妇科年龄。"通俗地说，就是处于月经初潮和绝经之间的年龄。"月经初潮有早有晚，绝经年龄有先有后。因此，生理年龄并不等于妇科年龄。"

这个妇科年龄有什么用呢？

2015年10月29日，十八届五中全会闭幕。为了应对即将到来的老龄化社会，国家全面实施一对夫妇可生育两个孩子的政策。"我清楚地记得这个日子，10月29日。我当时特别兴奋，我不是独生子女，有兄弟姐妹的感觉特别好。我在微信和微博上做了一个小调查。"

陈蓉调查的人群范围是"70后"。"'80后'大部分是独生子女，在单独二孩政策出台后，想生的已经生了。'50后''60后'基本上也没有生的可能性了。这个政策，最纠结的就是'70后'了，有生的希望，也有生的风险。"

调查的结果是，只有不到20%的"70后"有生育的欲望，且表现出了明显的性别差异，男性想生，女性大多数选择不生。

"我本人就是'70后'。作为普通的女性，生与不生，我有自己的愿望。但是作为妇产科医生，我更多地会想这三个问题：怀得上吗？孕妈妈能安全健康吗？生出的孩子会健康吗？"

今年上半年，协和医院组织科普比赛，陈蓉教授的初赛参赛题目就是"二孩儿，你想好了吗"。"大家都说我给'70后'泼冷水。其实，我之所以和'70后'交流这些，是因为他们还有希望。"

陈蓉客观地分析了"70后"生育二孩的利弊。

"在二孩问题上，我会将'70后'分为'75前'和'75后'，就是40、41岁以下的女性和年龄超过40、41岁的女性。'75后'的怀孕机会明显大于'75前'。对于'75前'来说，年龄上差一岁都会有很大差异。决定生育能力的，是卵子的质量。卵子的重要特性，就是不可再生。卵子的质量出了问题，即使做试管婴儿，也于事无补。不过好在'70后'之前都生育过，客观上延缓了卵巢年龄。这算是个利好吧。"

陈蓉建议想生二孩的"70后"女性，及时到医院对卵巢年龄进行评估，同时要端正心态，不能总去攀比"谁谁谁四十五六岁还生了孩子"。"要正视自己身体的现实情况，顺其自然，对于二胎，得之是上天赐予的礼物，怀不上、保不住，也是很正常的事情。"

"70后"女性，即使是1979年出生的，2016年也已经37周岁了。"一般来说，女性的生育能力衰退，从37岁开始明显加速。"在医学上，超过35周岁的产妇就已经被定义为高龄产妇了。陈蓉提醒计划生二孩的"70后"女性，一定要正视高龄生育所带来的风险：母亲机体功能下降，基础疾病增加，孕产期突发疾病增多；高龄孕妈妈的自然流产率甚至超过50%；第一次生育剖宫产后造成瘢痕子宫，如果受精卵着床在瘢痕位置，生产时就容易造成大出血等。另外，孩子早产、低体重以及出现唐氏综合征的概率也大大增加。

"男女在生育上并不平等。"陈蓉感慨道，"女性的生育能力比男性衰老得要快。"这种差异的根本原因在于精子和卵子的不同生成机制。

男人进入青春期、性成熟后，他们睾丸中的初级精原细胞可以源源不断地产生精子，使其一直到老年都保持着生育能力。女性卵子的形成过程则要复杂得多。

当我们还是一个子宫里6~7周大的胎儿时，就开始了性别的分化。在性染色体的作用下，之前还处于性别混沌期的生殖腺分别在男性胎儿那里发育成了睾丸、在女性胎儿那里发育成了卵巢。

仅仅一周后，两个月大时，女性胎儿的卵巢中就已经有了60万个卵原细胞。在5~6个月大时，胎儿双侧卵巢内的生殖细胞数量达到了最高峰，其中卵原细胞数量大约有200万个，初级卵母细胞约有500万个。随后这些女性生殖细胞一直处于逐步减少的过程。到青春期开始时，只剩下40万个。这就是女性生殖过程中有效的卵细胞的全部来源。女性的一生中，会排出400~500个成熟的卵子。卵母细胞随着女性的年龄增长逐步减少，到更年期时，大约还有2 000个卵母细胞，到了绝经后期则几乎没有卵母细胞了，到此女性的生育能力彻底结束。

"由于卵子的不可再生性，决定要生二孩的'70后'女性，要早下决心，莫待无花空折枝。同时要重视孕产期的各项医学检查，依靠现代医学，科学地处理好孕产期可能出现的各种风险。"陈蓉建议道。

## 更年不是病，但是要防病

女性生育功能衰退，身体会发生哪些变化？为什么北京协和医院妇科内分泌门诊如此重视更年期问题？

陈蓉给我们讲了一个故事。一年前，她上午的门诊结束了，收拾收拾正要去吃午饭，结果在走廊上被一位女士拦住了。

确认了是陈蓉教授后，这位女士的眼泪突然喷涌而出："陈教授，你救救我吧！"原来这是一位某知名外企的高管。之前的她在职场上从来都是稳操胜券。可是从年初开始，她的身体总是特别疲惫，工作中处处力不从心，还易怒易哭。工作和生活中充满了挫败感，她不能理解，往日优雅美丽、精明强干的自己，怎么会变成现在这个样子？她觉得自己的人生完了。正巧她在电视上看到了陈蓉教授的科普讲座，就怀着最后一线希望，来到了协和医院。由于连续几天都没挂上号，最后她只好抱着试一试的心态，直接拦住了陈蓉。

"她这是典型的更年期表现，症状很严重，必须进行医学干预。"于是陈蓉返回了诊室，接诊了这位"拦路喊病"的女士，"现在她在我这里随诊一年多了，又生龙活虎地重返工作了。"

"更年期在医学上，现在已经更名为围绝经期。"陈蓉先是纠正了一个概念。绝经是女性生命过程中必然发生的生理过程，绝经意味着女性身体内部的一系列变化，主要是卵巢功能衰退、月经和生育功能丧失。

围绝经期是个渐进的过程，最早出现的变化是排卵功能障碍，直观的表现是月经不调，同时还有孕激素的相对不足和缺乏。"有些女性最早从40岁就开始进入围绝经期，出现孕激素不足，这也就解释了为什么我会在生二孩的问题上，将'70后'女性划分为'75前'和'75后'了。怀得上、怀不上，和激素水平有很大关系。"

那么围绝经期一般是从什么年龄开始呢？

"围绝经期会对女性造成极大的困扰，其发生的时间以及持续时间之久，都和老百姓的主观想象很不同。实际上，女性在40岁之后就陆陆续续开始进入围绝经期。"进入年龄的不同，意味着不同女性拥有的卵母细胞基数不同，或者其减少的速度不同，在生殖系统的衰老方面存在明显的个体性。

《黄帝内经》中说，七七，任脉虚，太冲脉衰少，天癸竭，地道不通，故形坏而无子也。这是什么意思呢？陈蓉解释道："这是中国古人对围绝经期的描述，七七四十九，古人已经意识到了50岁左右的女性会普遍进入围绝经期。"

"最近几十年，我国人均预期寿命大幅度提升，1949年的人均预期寿命是35岁，到了1981年是68岁，但是围绝经期的年龄却没有太大变化。在以前，人均寿命低，很多女性活不到围绝经期。围绝经期只是少数养尊处优、家境优渥的女性所经历的事情。"

"围绝经期是女性在社会和家庭中承担最重要责任的时候：在家庭里，上有老，下有小，承上启下；在工作单位，一些女性走上了领导岗位。她们的健康和心理出了问题，不仅本人要承受病痛，对家里的丈夫孩子，对工作单位的和谐稳定都会有很大的影响。"陈蓉顿了顿，"想想当更年期的妈妈遇到青春期的孩子。大家回想一下自己的童年和青春期，是否经历过母亲的暴躁易怒、多疑唠叨。当时我们觉得她们很烦，但是我们不知道，她们在忍受着什么样的折磨。因为我们的妈妈不治疗，我们受了这些苦。她们发脾气，整个家庭都处于焦躁易怒、容易发生战争的状况下。"

前面提到的那位女性为什么会有如此严重的症状呢？陈蓉解释道，围绝经期中，女性核心的身体变化是卵巢功能的衰竭。卵巢功能的衰竭意味着雌激素的缺乏，而雌激素的受体几乎广泛存在于人体的所有组织和器官中。因此，雌激素缺乏不仅会造成泌尿生殖系统的萎缩，也会造成人体其他系统的问题。例如，雌激素突然缺失后，会造成神经系统出现抑制，导致围绝经期的女性出现焦虑、抑郁等精神症状；雌激素与骨骼中钙的代谢有一定的关系，老年女性更容易发生钙的流失，导致骨质疏松；由于骨质疏松，女性还会发生骨折，以及隐性骨折，比如老年女性中时常出现的驼背，就是脊椎骨发生隐性骨折的结果；人体的糖代谢和脂肪代谢在雌激素缺乏的情况下，也会出现异常，导致心脑血管出现问题；俗称"老年痴呆"的阿尔茨海默病的发病率在老年女性中也远远高于同龄男性。

"我认为，女性围绝经期的健康问题，要上升到国家决策的层面。围绝经期是女性从鼎盛走到衰老的变化阶段，是很多慢性疾病的萌芽阶段。能否安全度过围绝经期决定了女性的晚年生活是否健康，决定了女性晚年医疗支出的多与少。骨质疏松、心脑血管疾病和老年痴呆这些慢性病，医疗花费很大，将会给未来我国医保系统带来巨大的压力。在医学上，预防大于治疗的观念一定要深入人心，医学不仅要诊治当前的疾病，还要预防未来的疾病。有句话不是说，'一盎司的预防，胜过一磅的治疗'吗？在更年期阶段管理和治疗，可以以特别小的花费达到巨大的社会健康效益。"

"在我们妈妈们的时代，似乎是没有针对更年期的医疗措施的，每个女性都是自己度过这个时期，为什么现在要强调医学帮助？"我们问。

"国外对更年期进行医学干预是从20世纪50年代开始的，我国的绝经学事业起步较晚，是从2000年开始的。之前不去治疗，既有认识上的原因，也有经济发展和医疗水平的限制。之前国内外的医疗主要聚焦于急病大病和感染性疾病的治疗上。对于更年期这类造成身体不适，但是并非性命攸关的疾病并没有给予特别的关注。举个最常见的例子吧。异常子宫出血，以前的人不严重到重度贫血是不来医院的。"陈蓉补充道，"更年期造成的各种严重问题，需要一定的时间去显现，在人均寿命低时，很多问题是显现不出来的。人均寿命提升后，我们就需要减少以及延缓这些疾病的发生。"

"女性在围绝经期遇到的问题是普遍性的吗？焦虑、抑郁等精神症状是否可以通过个人的修养自行调节？大家是不是总认为自己年轻，不会有这些问题？认为自己修养好，可以克服激素波动带来的情绪影响？"我们问。

"这么多年，我接触了太多的围绝经期女性，尤其是处于领导岗位的知识分子。她们的一个困惑就是，'我是一个修养特别好的人，以前处理事情特别得体，但是现在瞬间就爆炸了。可是在情绪爆炸的当时心里就后悔了'。所以围绝经期所遇到的身体问题，是仅凭个人修养无法对抗的，即使用洪荒之力也压制不住。"陈蓉风趣地说。

陈蓉认为，由于这些年妇科内分泌领域的大量科普工作的深入，现在对于围绝经期讳疾忌医的人虽然还是有，但比之前少了。不过，对于围绝经期的关注，也引发了另一个极端现象，"很多40多岁的女性，偶然的一次月经量减少，就感到特别恐慌，以为更年期来了"。

陈蓉一再强调："我们对围绝经期进行医疗干预，不是要变更这个过程，而是要顺应自然规律，纠正其中的病态。"

"最好的治疗是针对病因的治疗。"陈蓉笑了笑，"更年期总计有1 000多种症状，大部分症状的出现，如之前解释的，都是雌激素水平下降，导致之前需要雌激素激发的各类正常生理过程突然失衡造成的。治疗采用的是以雌激素为主、孕激素为辅的复合治疗方案。围绝经期的治疗中，性激素治疗是目前最有效的办法。一提到激素，大家就会恐慌。这也是我出来做这么多更年期科普工作的主要原因。"

陈蓉解释道，我们亚洲对激素最恐慌的是日本人，最不恐慌的是泰国人。其实激素有很多种，大家通常了解到的都是治疗过敏、严重感染的糖皮质激素，大剂量服用这些激素会造成满月脸、股骨头坏死以及骨质疏松症。

雌激素不同于糖皮质激素。"有首歌叫作《女人花》，女人这朵花的盛开，一定离不开雌激素。女性的健康离不开雌激素。窈窕淑女的丰乳肥臀小蛮腰，就是雌激素在少女和青年女性中影响了脂肪在身体内分布的结果。所以雌激素是不会让女性发胖的。此外，雌激素不仅不会造成骨质疏松症，还会帮助治疗绝经后的骨质疏松症。"

激素疗法会致癌吗？

"这得一一地说。这个疗法由于增加了孕激素，可以保护子宫内膜，会降低患子宫内膜癌的风险；对于乳腺癌，现有的随机双盲对照试验里，没有明确的证据表明这种疗法会增加乳腺癌的发病率。现在比较明确的是，孕激素和乳腺癌的发生有一定的关系，但是选择好的孕激素，可以避免这种风险。在流行病学的研究上，我们不能用个例作为判断依据，比如这个人用了激素，得了乳腺癌，那个人没用激素，没得乳腺癌。这种比较通常会忽略掉这两个个例之间的遗传差异、生活方式差异以及其他癌症诱因的存在，而将患病不恰当地归因为某一个特定因素。流行病学研究主要采用宏观大样本的分析，来平衡个体之间的差异，寻找出真正的患病原因。

"我做更年期科普，是为了唤起女性、家庭以及全社会对这个年龄段女性的关爱。我特别不希望你们听了我的科普后，自己去药房买药，一种药一吃就是好多年。再好的治疗方法都要有适宜的对象和时间，不能滥用。例如，更年期早期，雌激素处于波动状态，这时我们不让患者服用雌激素，而可能会用孕激素，调整月经。如果用孕激素就能来月经，说明不缺雌激素。更年期的不同阶段有不同的治疗方法。更年期的激素疗法曾经历过大起大落。大起是因为治疗效果好，大落是因为滥用引起了恐慌。"

陈蓉希望女性在面对更年期时，要积极地寻求医生的帮助，不要硬扛，也不要自作主张直接到药店买药服用。

陈蓉依旧很忙，急匆匆地又赶往了手术室。

对她来说，时间永远是奢侈品。有时晚上的时间还不够，她必须早起，挤出清晨的时间，来完成临时增加的额外工作。今年北京协和医院组织科普大赛，陈蓉积极参赛，过五关斩六将，在各组比分十分接近的情况下，最后一个回合，带领自己的小组险胜，获得了第一名。"预赛的演示文稿，就是特意早起了两个小时，在比赛当天赶出来的。"准备太仓促，她甚至感到有点对不起同组奋战的同事们。"要是多些时间准备，我的讲述能更流畅一些。"采访中给我们看比赛视频时，陈蓉遗憾中透露着谦逊。

# 致谢

《更好更年期》终于面世了。

感谢北京协和医学院，用8年时间，以"严谨、求精、创新、奉献"的校训，对我由内到外的医学专业培养。

感谢北京协和医院妇产科门诊，用20多年时间，用家庭般的氛围不断地滋养着我。

感谢郎景和院士、林守清教授等前辈医学家，言传身教，帮助我从一个懵懂的小医生，不断进步，直至在专业领域略有建树。

感谢北京协和医院妇科内分泌门诊的全部同人，以及其他相关科室的同人，在过去、现在以及未来的岁月中，我们并肩协作，为患者谋求健康利益的最大化。

感谢我的病人们一直以来对我如闺密般的信任和支持，让常规的临床诊疗工作春意融融。

感谢我的家人们在我创作此书的过程中给予我的大力支持，尤其是我的儿子，他对本书的创作提出了很多中肯的意见和建议。

此外，还要感谢本书的共同作者许秀华。她是我在北京大学读医学预科时的生物系同学，资深科技记者、资深科普作家、中国科普作协工业委员会副主任委员，其作品两次获得全国优秀科普图书奖。她帮助我在专业性极强的医学知识和社会公众认知之间寻求一个平衡点，让本书更加"接地气"。她妙笔生花，行文率性洒脱，举重若轻。而洒脱、率性、豁达，正是我非常欣赏与期待的更年期女性的性格特质。